Mark W. Leitman

Manual for Eye Examination and Diagnosis

(TENTH EDITION)

眼科检查与诊断手册

（第10版）

编　著　〔美〕马克·W.莱特曼

主　审　魏瑞华

主　译　刘　琳　杜蕾

U0324673

天 津 出 版 传 媒 集 团

天津科技翻译出版有限公司

著作权合同登记号:图字:02-2022-075

图书在版编目(CIP)数据

眼科检查与诊断手册 / (美) 马克·W.莱特曼
(Mark W. Leitman)编著;刘琳、杜蓓主译. --天津:
天津科技翻译出版有限公司,2024.9. --ISBN 978-7
-5433-4524-9

Ⅰ. R770.4-62

中国国家版本馆 CIP 数据核字第 2024BL9788 号

授权单位:John Wiley & Sons Limited
出　　版:天津科技翻译出版有限公司
出 版 人:方　艳
地　　址:天津市南开区白堤路 244 号
邮政编码:300192
电　　话:(022)87894896
传　　真:(022)87893237
网　　址:www.tsttpc.com
印　　刷:雅迪云印(天津)科技有限公司
发　　行:全国新华书店
版本记录:710mm×1000mm　16 开本　14 印张　250 千字
　　　　　2024 年 9 月第 1 版　2024 年 9 月第 1 次印刷
　　　　　定价:98.00 元

(如发现印装问题,可与出版社调换)

译者名单

主　审　魏瑞华

主　译　刘　琳　杜　蓓

副主译　谷天瀑

译　者　(按姓氏汉语拼音排序)

董　彪　天津医大视光技术有限公司

杜　蓓　天津医科大学眼科医院、眼视光学院

谷天瀑　天津医科大学眼科医院、眼视光学院

韩　丁　天津医科大学眼科医院、眼视光学院

贺美男　天津医科大学眼科医院、眼视光学院

康文卓　天津医大视光技术有限公司

李　静　天津医科大学眼科医院、眼视光学院

林伟平　天津医科大学眼科医院、眼视光学院

刘　琳　天津医科大学眼科医院、眼视光学院

刘桂华　天津医科大学眼科医院、眼视光学院

刘珠珠　天津医科大学眼科医院、眼视光学院

粘　红　天津医科大学眼科医院、眼视光学院

唐春玉　天津医大视光技术有限公司

王慧宇　天津医大视光技术有限公司

王景慧　天津医科大学眼科医院、眼视光学院

韦燕凯　天津医科大学眼科医院、眼视光学院

张红梅　天津医科大学眼科医院、眼视光学院

赵丽琼　天津医科大学眼科医院、眼视光学院

祝　颖　天津医科大学眼科医院、眼视光学院

中文版前言

　　21世纪的眼科学发展依旧十分迅速,眼科学的不同亚专业也都有其各自的前沿进展,本书涉及眼科各亚专业的常见眼病,言简意赅,由浅入深,图文并茂,对眼科临床的不同病种从组织解剖、临床检查到诊疗思路进行梳理,让读者可以高效率地掌握常见眼科疾病的发病机制、临床表现与诊治框架方向,本书的原著是第10版,作者在既往版本的基础上,增加了有关白内障、青光眼、葡萄膜炎的独立章节。

　　本书可作为眼科住院医师临床培训的参考书籍,尤其适用于眼视光学及眼视光医学专业背景的医学生、从业人员,在眼科学与眼视光学之间架起了一道桥梁,是一本简明扼要的工具参考书。

　　借此机会,诚挚地感谢编写团队成员、出版社编辑老师在翻译过程中给予的大力支持,本书仅作为专业学习过程中的参考工具,翻译纰漏之处在所难免,不妥之处敬请读者谅解批评指正。

前　言

48年前,我还是一名纽约医学院的学生,在为期两周的眼科轮转期间,开始编写本书的第一版。我在阿尔伯特·爱因斯坦医学院担任眼科住院医师的第一年,主席保罗·亨肯医生给予了我莫大的帮助和鼓励,促使本书第一版得以出版。那时,所有入门级图书都有500页以上,甚至更多,以致很难在短时间内阅读并理解其中的内容。考虑到这一点,本书的每个词语都更短、更简洁,以便学生了解屈光和数百种最常见的眼科疾病。本书对这些疾病从解剖、仪器、鉴别诊断和治疗等方面都进行了讨论。书中收录了我在过去45年里收集的600多张最好的图片加以说明。

本书旨在让读者可以在几个小时内全部读完,同时给读者奠定一个良好的基础,在此基础上使其成长,并享受这个美丽而日新月异的专业所带来的快乐。本书先前的版本很受欢迎,已经被翻译成西班牙语、日语、印度尼西亚语、意大利语、俄语、希腊语、波兰语、中文、葡萄牙语,并在印度出版了影印本。

我要特别感谢强生公司,他们提供了慷慨的资助,将本书的第7版分发给4万名学生。我自己也向医学院的学生捐赠了6万册本书的第8版、第9版和5.57万册第10版。现在相关工作正在进行。还要感谢提供图片资源的辉瑞公司 (Pfizer)、威尔斯眼科医院(Wills Eye Hospital)、爱荷华大学(the University of Iowa)、蒙特菲奥里医院(Montefiore Hospital)和许多同事。同时感谢我在医学院时坐在我旁边的同学,现在担任俄亥俄州立大学(Ohio State University)助理教授的埃利奥特·大卫多夫(Elliot Davidoff),还有梅奥诊所(Mayo Clinic)的青光眼研究员兰斯·莱昂斯(Lance Lyons),他们的许多无私帮助让我倍感惊喜。

这个版本更新了40张图片。我十分享受编写本书的过程，希望读者们也能够享受阅读本书的过程。我没有接受来自本书中提到的任何一家公司的资金，也没有与任何在本书中提及产品的公司联系。

我在最新版本的封面和封底上都添加了糖尿病性视网膜病变的图像，以便向患者展示。这将会提醒他们为什么要这么努力地控制血糖。

如果读者们能够提供改进下一版的建议与图片，我将不胜感激。可以向此邮箱给我发电子邮件:mark.leitman@aol.com。

马克·W. 莱特曼

眼科研究团队及设备的简介

眼科检查需要许多先进、精密、贵重的仪器设备,以及训练有素的专业人员来进行操作。

眼科医师 一名合格的眼科医师需要完成4年大学课程,4年的医学(MD)或骨科(DO)专业课程,以及3年的眼科专科住院医师培训。他们可能仍然是全科眼科医师,但现在,他们通常会额外花1~2年的时间来专门研究角膜和眼表疾病、玻璃体视网膜疾病、白内障、青光眼、神经眼科、眼整形外科、病理学、小儿科(斜视)、葡萄膜炎等亚专业。

视光医师(OD) 视光医师需要完成4年的大学课程和4年的视光学专业课程。他们的工作与眼科医师相似,有类似于眼科专业的亚专业,但更强调的是医学内科技术,而不是手术技巧。

验配师(美国眼镜验配师委员会,ABO) 验配师主要完成镜片加工并装入框架(加工师),或为患者调试眼镜(配镜师)。他们的培训和认证在各州之间差异很大,但通常需要完成2年的社区大学课程。

义眼制造技师(BCO,BRDO,FASO) 义眼制造技师人数不多,通常以学徒方式学习和传授技艺。他们必须通过考试获得认证。他们的工作是在眼球摘除后为患者定制并安装较少用到的义眼台 (图423至图426)。

眼科技师 眼科技师有不同等级的资质。在医疗监督下,他们可以采集病史、测量眼压、检测屈光度和视野、检测视觉功能、教授适配角膜接触镜的方法,并经常辅助诊断检测。

仪器

常规的诊断检查设备是裂隙灯(图 237)和手持检眼镜(图 466),它们分别进行眼前节和视网膜的检查。诊室的光学相干断层扫描(OCT)(图 339)是使用光扫描设备来测量眼睛的各层,光学相干断层扫描血管造影(OCTA)从物理上定义了视网膜和脉络膜血管。这些光源以高达每秒 100 000 次扫描的速度反射出眼球的结构,并且需要清晰、透明的屈光介质。一个红细胞的直径为 7μm,而 OCT 可以分辨到 2~5μm。荧光素血管造影可以观察到连续的血流和可能存在的视网膜血管渗漏(图 470)。超声作为一种 OCT 的替代方法,可以通过不透明介质来测量眼睛的结构(图 560)。高光显微镜(角膜内皮显微镜)(图 265 和图 266)分析角膜内层即角膜内皮细胞的数量和特征。角膜断层扫描(图 73)测量角膜的厚度和屈光度。治疗方法包括不同波长的激光。氩激光(见封底图片)是治疗视网膜疾病的首选,Nd:YAG 激光用于白内障术后的后发性白内障 (图 451 和图 452) 的治疗,并用于闭角型青光眼的周围虹膜切开术(图 365)。SLT Nd:YAG 激光器(图 345)用于治疗开角型青光眼。准分子激光器(图 60 至图 62)在 LASIK 中改变角膜的形状。飞秒激光可以辅助白内障手术(图 447)和 SMILE 屈光手术(图 77)。最后,超声乳化仪(图 438)将 10mm 的混浊晶状体液化,再通过 3mm 无缝合线的切口将其取出。

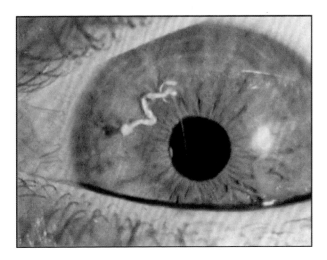

图 1　一粒种子穿透角膜进入一名 8 岁男孩的眼内后，嵌入虹膜。数月之后，种子开始发芽，肉眼可见。(Courtesy of Solomon Abel, MD, FRCS, DOMS, and Arch. *Ophthalmol.*, Sept. 1979, Vol. 97, p. 1651. Copyright 1979, American Medical Association. All rights reserved.)

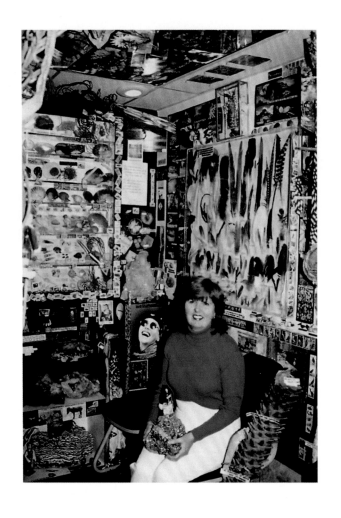

献给安德里亚·凯斯

　　如果没有一个相互支持的团队,就不可能完成完整的眼科检查。安德里亚作为办公室主管、眼科技术员和所有文稿的打字员(包括这本书之前的 8 个版本),她热情地带领了我们的团队 40 年。通过她的鼓励,我把自己收集的石头和其他奇异的物品带进候诊室,在她的帮助下创建了一座我的患者们期待看到的博物馆。

目　录

共同交流探讨
提升专业能力

▪■ 智能阅读向导为您严选以下专属服务 ■▪

 加入【读者社群】　与书友分享阅读心得，交流探讨专业知识与经验。

 领取【推荐书单】　推荐专业好书，助您精进专业知识。

操作步骤指南

微信扫码直接使用资源，无需额外下载任何软件。如需重复使用可再扫码，或将需要多次使用的资源、工具、服务等添加到微信"收藏"功能。

扫码添加
智能阅读向导

第 1 章

病史

病史包括患者的主诉(表1)、病史、目前使用药物、药物过敏情况、家族眼部病史。

表1 常见主诉	
常见主诉	**病因**
持续性视力丧失	● 视力障碍是最主要的症状。所有人最终都需要配戴眼镜来矫正视力,而选择合适的镜片则会占据眼科专业治疗的一半时间。LASIK用于矫正屈光不正,是美国排名第一的整容手术
	● 白内障(图7)是每个人在晚年都会发生的晶状体混浊性疾病。在全球范围内,未经手术治疗的白内障是导致失明的主要原因。在美国,每年完成超过350万例白内障手术。在美国和世界范围内,这仍是首届一指的大型外科手术
	● 在美国,糖尿病成年患者的人数高达13%。还有40%是糖尿病前期患者。因此,糖尿病成为65岁以下人群失明的主要原因
	● 年龄相关性黄斑变性(AMD,图516)会导致中心视力丧失,是65岁以上老年人失明的主要原因(图515至图517,图537)。年龄超过75岁的老年人中有25%出现症状,到100岁时症状出现率为100%
	● 青光眼是一种视神经疾病,通常是由于眼内压升高引起。它的发病年龄通常在40岁以后;在美国已有4%的人口患病,黑色人种的发生率为白色人种的5倍。青光眼患者刚开始时周边视力受累,出现症状时通常已到晚期,这也是建议做常规眼科检查的主要原因
	● 2%~3%的儿童患有弱视。这是由于婴幼儿时期单眼或双眼用眼不当,通常由先天性斜视或未矫正的屈光不正引起

(待续)

表1(续)	
短暂性视力丧失 (持续时间<0.5 小时,伴或不伴 闪光感)	对于年轻的患者,通常考虑是由大脑动脉的发作性痉挛引起。随着年龄的增长,通常考虑为动脉斑块引起的血栓所导致。双眼同时出现的症状往往指向大脑疾病。干眼症也是视力丧失的常见诱因之一
飞蚊症	几乎每个人都会在正常透明的玻璃体中看到由悬浮颗粒引起的移动斑点。一般情况下,这种情况属于生理现象,但是,也可因出血、视网膜脱离或其他严重情况引起(图556和图557)
闪光感(幻视)	闪光感占视网膜异常主诉的84%,通常是单侧的。仅有闪光感主诉多数考虑为玻璃体牵拉视网膜所引起(图562、图568和图570)。如果大脑视觉中枢受损,最常见(16%)的表现是偏头痛,但对于某些患者,尤其是老年人,也会出现短暂性脑缺血发作的症状。由大脑原因引起的闪光感通常是双侧的,且可看到更多形成的图像,如曲线。随着年龄的增长,经常出现短暂性单侧视力丧失被视为帷幕落下(称为一过性黑蒙),最常见的原因是从颈动脉的动脉硬化斑块中释放出的胆固醇血栓(图81、图143、图582、图584至图586)。在老年个体中,短暂性双侧视力模糊往往是由于大脑后循环的血液流量减少。应考虑由来自心脏的血凝块,如心房颤动、胆固醇血栓或颈部椎动脉阻塞所引起。老年人短暂性视力模糊的一个常见原因可能是干眼症,在做广泛的血管检查之前需要排除这种病因。干眼症常伴有沙砾样刺激眼,人工泪液可缓解,裂隙灯可见角膜水肿(图248)。另一个区分干眼症和血流原因的线索是,后者有时伴有相关的神经系统症状,如头痛、眩晕、肌肉麻木或无力,或口齿不清
夜盲症	通常因未及时更换框架眼镜而发生夜盲症,但是也常见于老年人和白内障患者。较罕见的原因包括视网膜炎色素变性和维生素A缺乏症
复视	斜视是指两眼不能同时注视相同的方向,在人群中的发病率为4%。这种类型的双眼复视,当患者遮挡住一只眼睛后,复视现象就会消失。对于正常双眼视人群,复视容易与视力模糊相混淆,或由癔症或单眼屈光介质混浊引起,当患者遮住一只眼睛后,复视仍然存在,以此进行鉴别
光敏性(畏光)和 角膜疾病(表 11,第92页)	通常除了因眼部或脑部炎症导致的光敏性症状外,光敏性症状的常规治疗方法为配戴有色镜片;虹膜色素较浅的眼睛或白化病眼的光反射也会引起光敏性症状(图540至图542);此外,由黏液、晶状体、角膜混浊、视网膜变性引起的色散也是导致光敏性的原因
痒	最常见的原因是过敏、干眼症和眼睑边缘感染(睑缘炎)(图212至图213)

(待续)

表 1(续)	
头痛	对头痛患者要经常排除眼部因素,寻找引起头痛的原因
	● 视力模糊或用眼导致的眼部肌肉失衡引起的头痛
	● 80%~90%的头痛是由情绪紧张引起的。它们通常会因焦虑而加重,且常伴有双侧太阳穴部位和颈部疼痛
	● 偏头痛在女性中的发病率为20%,在男性中为10%。这种反复发作的剧烈头痛,经常可持续数小时,但不会超过1天,有时还伴有恶心、双眼视力模糊,出现闪光、锯齿形光等症状(图141)。睡眠可以缓解疼痛。而强光、压力和某些食物,尤其是含有硝酸盐和亚硝酸盐的食物,会加重其症状(图141)
	● 鼻窦炎会引起眼睛隐隐作痛,偶尔鼻窦上有压痛(图223)。可能伴有鼻塞和过敏史
	● 与月经有关的头痛具有周期性的特点
	● 颈部、鼻黏膜或颅内硬脑膜等部位和眼一样受三叉神经支配,因此,当这些部位的神经受到刺激,会引起锐痛,常持续几秒便消失(图108)
	● 如果头痛症状影响患者的睡眠,并且持续时间较长,或是与局灶性神经系统症状相关,则应考虑为神经系统性疾病
视幻觉	这些症状常见于老年患者,尤其是那些患有痴呆、精神疾病或感官刺激下降的患者,如失明和耳聋。许多治疗药物,包括头孢菌素、磺胺类药物、治疗帕金森病(震颤性麻痹)类的药物如多巴胺、血管收缩剂或血管舒张剂也会引起视幻觉
溢泪	溢泪常由情绪变化或眼部刺激导致泪液分泌增多,或正常分泌的眼泪流向鼻腔的途径受阻所导致(图149)

临床疾病

这一部分提到了所有系统性疾病。其中,糖尿病和甲状腺疾病是与眼科疾病关系最密切的两种疾病。

糖尿病

糖尿病首次被诊断出来可能是由于患者视觉模糊去配眼镜,发现度数发生了巨大的变化,这种变化来源于血糖变化对晶状体的影响。

● 糖尿病是引起Ⅲ、Ⅳ、Ⅵ对脑神经麻痹的最常见原因。这是由脑干血管闭合导致的缺血性神经病变。由此产生的复视可能是糖尿病出现最早的症状,通常在10周内消失。

● 由微血管疾病引起的视网膜病变(见封面和封底图片)可引起黄斑水肿。这是年龄低于65岁的患者视力受损的主要原因。糖尿病患者应该每年进行一次眼科检查,因为早期治疗至关重要。在15岁以下的儿童中,视网膜病变很少见。

自身免疫性甲状腺疾病(Graves 病)

这类疾病表现为眼眶病变,可伴有甲状腺功能增高或减退。

- 自身免疫性甲状腺疾病是眼球外凸最常见的原因,称为突眼。突眼主要因成纤维细胞增生和眼眶内黏多糖浸润引起。患者的眼睑和角膜上缘之间有白色的巩膜暴露区域,在90%的情况下可诊断为甲状腺疾病(图1)。暴露的巩膜可能是由 Müller 肌受到刺激使眼睑上升而引起的甲状腺眼睑收缩所致。严重的突眼患者可通过放射治疗、眼眶减压手术(图3),或口服、静脉注射或向眼眶注射类固醇激素治疗。2020 年 1 月,美国食品药品监督管理局(FDA)批准了人单克隆抗体替妥木单抗,用于治疗甲状腺眼病引起的突眼、斜视和压迫性视神经病变。71%~83%的使用患者减少了 2mm 以上的眼球突出。

- 当累及眼部肌肉后可能引起复视,利用计算机断层扫描(CT)可明确诊断(图 2 和图 3)。

- 突眼可导致眼睛在白天过度暴露,在夜间不能闭眼(兔眼症),从而导致角

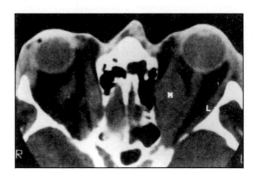

图 2 甲状腺眼眶病变患者的 CT 显示病变累及内直肌(M),外直肌(L)尚未累及。左侧视神经受压迫可引起视神经病变, 称为眶尖综合征。(*Source*: Courtesy of Jack Rootman.)

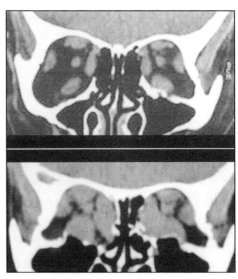

图 3 Graves 病患者眼眶的 CT。减压手术前的眼眶(上图)和右眶底截骨术后(下图)。通常会打开三面眶壁,打开四面者少见。注意增厚的眼外肌。(*Source*: Courtesy of Lelio Baldeschi,MD, and *Ophthalmology*,July 2007,Vol. 114,pp. 1395－1402.)

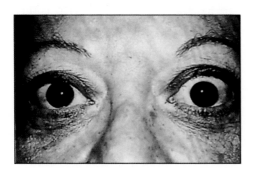

图 1 暴露上缘巩膜的甲状腺突眼。

膜干燥。

- 视神经压迫是最严重的并发症，在甲状腺疾病患者中，其发生率为 4%。严重者可导致永久性视力丧失(图 2)，当视力受到损害时，应考虑立即静脉注射类固醇激素。

药物(眼部的副作用)

这一部分阐述患者的药物使用情况。临床上在使用以下常用处方药时，眼科医生应监测药物对眼部的副作用。

羟氯喹(硫酸羟氯喹制剂)最初用于治疗疟疾，现在是治疗自身免疫性疾病的基础药物，如风湿性关节炎、红斑狼疮、干燥综合征等。它可能引起视网膜黄斑病变，类似于"牛眼"的色素变化(图 4)。患者在用药前应进行全面的眼科检查，包括视力、阿姆斯勒网格、色觉检查，还要检查视网膜，以排除既往存在的黄斑病变的情况。患者在治疗后应

每 6 个月随访 1 次。根据用药剂量及用药时长，必要时由眼科医生决定是否需要进一步检查。当药物剂量超过 5mg/kg，毒性还与药物累积量有关，用药 5 年的发生率为 1%，10 年后的发生率为 2%，同时存在黄斑病变时，药物的副作用会更加严重。建议这些高剂量长期治疗的患者进行常规周边视野监测和光学相干断层扫描(OCT)检查(图 463 和图 464)。

视网膜也会受到吩噻嗪镇静剂的不良影响(图 5)；烟酸是一种降脂剂和干扰素，用于治疗多发性硬化症和丙型肝炎(图 6 至图 8)。

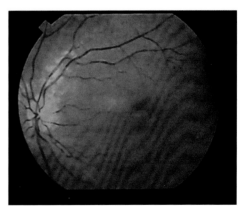

图 5　服用吩噻嗪引起的黄斑病变，伴有黄斑区斑片状阴影。

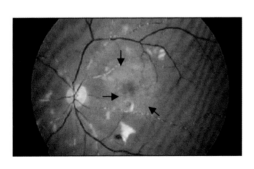

图 4　系统性红斑狼疮患者因服用羟氯喹引起牛眼样黄斑病变。因狼疮引起的血管炎和白色棉絮斑。(*Source*: Courtesy of Russel Rand, MD, and *Arch. Ophthalmol.*, Apr. 2000, Vol. 118, pp. 588–589. Copyright 2000, American Medical Association. All rights reserved.)

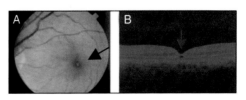

图 6　(A)服用他莫昔芬引起的黄斑病变，伴有结晶状沉积物。(B)OCT 显示中央凹内有结晶。(*Source*: Courtesy of Joao Liporaci, MD.)

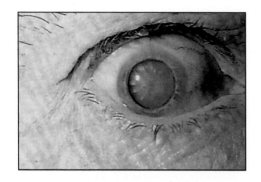

图 7 他莫昔芬引起的白内障。

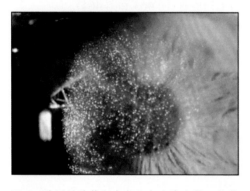

图 8 除了导致黄斑病变和白内障之外，他莫昔芬还会引起角膜的结晶样沉积（角膜病）。(*Source:* Courtesy of Olga Zinchuk, MD, and Arch. *Ophthalmol*, July 2006, Vol. 124, p.1046. Copyright 2006, American Medical Association. All rights reserved.)

乙胺丁醇、利福平、异烟肼和链霉素等治疗结核的药物，以及帕罗西汀、盐酸佛西汀（百忧解）、舍曲林等抗抑郁药都可能引起视神经病变。皮质类固醇可导致后囊下白内障（图 429）、青光眼和免疫力降低，这可能增加疱疹病毒和其他感染的发生率。

坦索罗辛是治疗前列腺肿大最常用的药物，它会降低瞳孔扩张的能力而增加白内障术后并发症，这种情况被称

为术中虹膜松弛综合征（IFIS）。瞳孔扩张器（图 9）和瞳孔扩张药物常用于预防此类并发症。

Stevens–Johnson 综合征（图 10）是对异物产生免疫反应引起的一类综合征，最

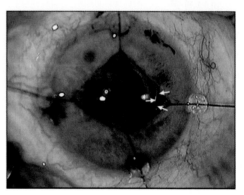

图 9 虹膜牵开器是白内障手术中打开未散大瞳孔的方法之一。注意位于虹膜后部可视人工晶状体植入物的边缘 （↑）(*Source:* Courtesy of Bonnie Henderson, MD, Harvard Medical School.)

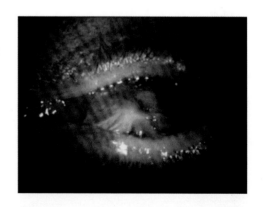

图 10 Stevens–Johnson 综合征，伴有炎症、眼睑和球结膜粘连。(*Source:* Reprinted with permission from *Am.J. Ophthalmol.*, Aug. 2008, Vol. 1146, p. 271. Surgical strategies for fornix reconstruction. Based on *Symblepharon Severity*, Ahmad Kheirhah, Gabriella Blanco, Victoria Casas, Yasutaka Hayashida, Vadrecu K. Radu, Scheffer C.G. Tseng. Copyright 2008, Elsevier.)

常见的是磺胺类药物、巴比妥类药物及青霉素引起的免疫反应。大约有 100 种其他药物也有相似的反应。它经常对皮肤及黏膜造成损害。其在大约 35% 的病例中可能致命。

前列腺素类似物是治疗青光眼最常见的药物。其副作用包括罕见的、不可逆性虹膜颜色加深、变黑（图 11），以及可逆性眶周脂肪萎缩（图 12）、睫毛频繁增长及发黑（图 13）。睫毛的改变通常被患者认为是可取的，因此出现了另一种前列腺素类药物，称为 Latisse（雅睫思），这是一种专门为美容而开具的促进睫毛生长的药物。

胺碘酮（可达龙）是最有效的抗心律失常药物之一，而用于治疗勃起功能障碍的西地那非（万艾可）、他达拉非（西力士）和伐地那非（艾丽达）均被怀疑具有导致非动脉炎性前缺血性视神经病变的可能性。胺碘酮可在角膜上发生沉积，但很少影响视力，但可能导致眩光（图 14）。

托吡酯（妥泰）用于治疗癫痫和预防

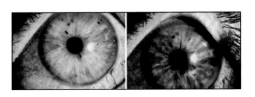

图 11　接受拉坦前列素（适利达）治疗 3 个月后，蓝色虹膜颜色不可逆地加深、变黑。适利达是治疗青光眼最常用的药物。（*Source*: Courtesy of N. Pfeiffer, MD, P. Appleton, MD, and Arch. *Ophthalmol.*, Feb. 2011, Vol.119, p.191.Copyright 2001, American Medical Association. All rights reserved.）

偏头痛，可能会导致闭角型青光眼，其原因是睫状体水肿，将虹膜推向角膜，导致引流系统关闭。发生时应立即停药。

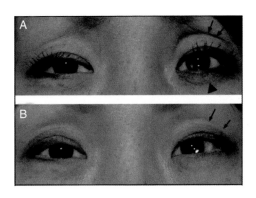

图 12　（**A**）使用前列腺素类似物 1 年后出现左侧眼眶脂肪萎缩，上眼睑处出现明显的凹陷（↑），伴有皮肤颜色变黑（▲）。（Courtesy of University of Iowa, Eyerounds.org.）（**B**）左眼停止使用此滴眼液 1 年后，可见眼眶脂肪萎缩，睫毛增长、颜色加深，皮肤色素沉着改善。（*Source*: Courtesy of N. Pfeiffer, MD, P. Appleton, MD, and Arch. *Ophthalmol.*, Feb. 2011, Vol.119, p.191.Copyright 2001, American Medical Association. All rights reserved.）

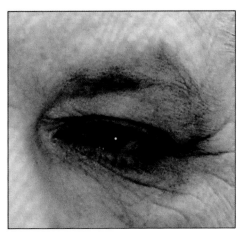

图 13　患者左眼长期使用前列腺素类似物后，眼周皮肤出现色素沉着，睫毛增长、颜色加深，眶周脂肪萎缩，上眼睑沟加深。

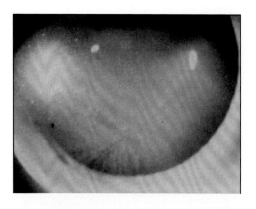

图 14　磷脂沉着综合征患者中，几乎所有患者都会出现角膜下方由中心向四周放射状的上皮沉着。磷脂沉着综合征是 X 染色体连锁的系统性鞘糖脂沉积性疾病。裂隙灯检查是诊断此类疾病最常用、最首要的方法，这类疾病通过治疗可明显改善。几乎所有使用胺碘酮和羟氯喹的患者最终都会出现难以鉴别的色素沉着。(*Source*: Courtesy of Neal A. Sher,MD,and Arch. *Ophthalmol.*,Aug. 1979,Vol. 97,pp. 671–676.Copyright 1979. American Medical Association. All rights reserved.)

药物的变态反应

在使用滴眼药之前，应按规定询问患者药物过敏史。例如，新霉素是一种常用的抗生素滴眼液，而这类药物可导致结膜炎和眼部皮肤变红(图 15)。

眼部疾病的家族史

具有家族遗传性的眼科疾病有很多，如白内障、屈光不正、视网膜变性、斜视等。青光眼患者的直系亲属中患青光眼的概率为 10%。85%的偏头痛患者都有直系亲属患有这种疾病。

应该针对健康的生活方式提出一个特殊的问题。它一直在持续恶化，导致

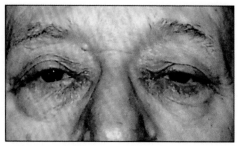

图 15　在人群中有 5%~10%的患者会出现新霉素过敏现象。

美国人的寿命在 2017 年下降到 78.6 岁，而加拿大人、日本人和法国人的寿命为 82 岁。目前 14%的美国人仍然在吸烟。它能使白内障、黄斑变性和各种类型葡萄膜炎的发病率增加一倍。它还加重了甲状腺疾病引起的突眼，2018 年导致美国 48 万人死亡。在开具止痛药时必须小心。2017 年，阿片类药物的使用是美国 50 岁以下人群死亡的头号原因。80%的美国人在 70 岁时被诊断为患有高血压。超过 50%的成年人患有糖尿病或糖尿病前期。1/3 的美国人肥胖，另外 1/3 的人超重，会导致癌症、高血压和糖尿病。应提醒患者尽量少吃红肉和腌肉、盐、糖和饱和脂肪。推荐富含水果、蔬菜、豆类、坚果、鱼类和全谷物的抗氧化饮食。还应该提倡保持苗条，尽量减少压力，并遵循日常的锻炼计划，因为即使是坐在工作岗位上也可以缩短 2 年的寿命。精神障碍必须得到妥善处理，因为自杀、药物成瘾和酗酒是导致发病的重要因素。提醒患者，他们必须积极主动地为自己的健康负责，必须减少对药物治疗的依赖。

第 **2** 章

视力与屈光的测量

一个人的感觉输入大约有 80% 来自视觉。

你的任务是让他们看到,而他们的任务是去注意到别人看不到的东西。

视力

患者被要求先闭上左眼,在 20ft(6m) 的位置阅读 Snellen 视力表(图 16)。先测量单眼裸眼视力,再测量戴镜视力。

视力以分数的形式表示。分子(通常为 20)是患者阅读视力表的距离(以 ft 为单位)。分母是在该距离看到的视标大小。当视力低于 20/20 时,应确定视力下降的原因。最常见的原因是屈光不正,即需要进行镜片矫正。

如果患者的视力低于 20/20,可使用小孔镜进行检测。若通过小孔观察时,视力有所改善,表明戴眼镜可以改善视力(表 2 和表 3)。

对幼儿或文盲成人使用"E"字视力表。询问患者"E"的开口指向哪个方向。近视力可用 14in(36cm) 的阅读卡进行检查。如果需要换镜验光,应在其他可能干扰眼睛的检查之前进行。

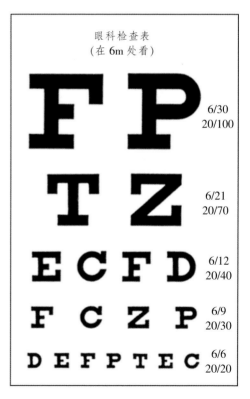

图 16 Snellen 视力表测量中央 8 个等级的视力。

表 2　视敏度举例	
测量单位:ft(m)	释义
20/20(6/6)	正常。在 20ft(6m)处,患者能读出设计距离为 20ft 的该行视标
20/30-2(6/9-2)	20/30 行的视标读错 2 个
20/50(6/15)	在大多数州,驾照要求至少一只眼应达到的视力
20/200(6/60)	法律意义上的失明。在 20ft 处,患者能读出设计距离为 200ft(60m)的视标
10/400(3/120)	如果患者在 20ft 处不能读取视力表最上面一行视标,应要求患者靠近视力表,直到能识别最上面一行视标,并以分子的形式记录这个距离
CF/2ft(2ft 处数字指,0.6m)	如果患者无法识别最上面一行, 要求患者在最大距离下识别手指数
HM/3ft(3ft 处手动,0.9m)	如果患者在 1ft(0.3m)处无法识别手指数,询问其是否能观察到手动
LP/Proj.(光感)	光线感知能力,能确定光的位置
NLP	无光感:完全失明

表 3　视力记录				
视力记录如下	要点			
$\overline{S}$	OD	20/70+1	V	视力
	OS	LP/Proj.		未戴镜
				戴镜
			OD	右眼
$\overline{C}$	OD	20/20	OS	左眼
	OS	LP/Proj.	OU	双眼

光学

正视(无屈光不正)

　　在正视眼中(图 17),来自远处的光聚焦在视网膜上。角膜提供 43.50 屈光度(D)(图 73),晶状体增加了另外的 15.00D,

视近时可以额外增加+2.50D(图 377)。

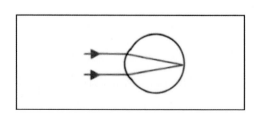

图 17　正视眼。

屈光不正

在这种情况中，光线不会聚焦在视网膜上。3 种类型的屈光不正，包括远视、近视和散光，通常是有遗传性的，且发病在生命早期。第四种被称为老花眼，是指失去近距离聚焦的能力，通常在 43 岁之后都会出现。

远视

平行光线聚焦在视网膜后(图 18)。远视患者视远比视近更清楚，但仍可能需要戴眼镜来观察远处的物体。

凸透镜用于矫正远视(图 19)。将入射光聚焦到视网膜上所需的镜片屈光力以正屈光度(D)表示。+1D 透镜可将平行光线汇聚到 1m 处(图 20)。

近视

平行光线聚焦在视网膜前(图 21)。近视患者视近比视远更清楚。近视通常在 10 岁之前开始，并在 20~30 岁逐渐发展到稳定。2016 年的一项研究——美国有史以来规模最大的一项研究——显示，在过去的 50 年中，美国年轻人的近视患病率增加了 1 倍多，达到 40% 左右。据报道，亚洲的发病率高达 90%，然而在 60 年前，亚洲发病率仅为 10%~20%。它与遗传、更高的教育水平、更多的近距离工作和更少的户外活动相关，可能也与阳光照射不足有关。能使光线发散的凹负透镜(图 23)可用于纠正这

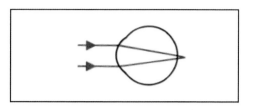

图 18　远视眼的眼轴长度通常比正视眼短，造成前节拥挤，虹膜和角膜之间的空间较小。这被称为窄前房角(对比图 328 和图 329)。这可能会阻碍房水排出，导致眼压升高(闭角型青光眼，图 362 至图 364)。由药物或挤压引起的瞳孔扩张可能会诱发其发作。

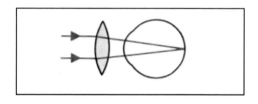

图 19　凸透镜矫正远视眼。

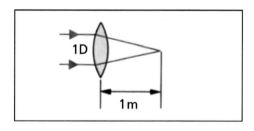

图 20　1D 透镜将平行光线汇聚。

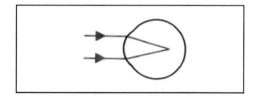

图 21　近视眼。

种情况。

近视可能是由角膜或晶状体的曲率

增加导致,但更常见的是由于眼球拉长。在轴性近视中,视网膜有时会过度拉伸,以致脱离视盘(图 472A 和 472B),并可能导致视网膜或巩膜变薄(图 317),从而导致视网膜裂孔或脱离。这在-6.00D(高度近视)的近视眼中更为常见,在>-10.00D(病理性近视)时最为常见(图22)。严重的视力丧失也可能是由于视网膜完全萎缩的斑块,或其中 10% 的眼睛有脉络膜新生血管形成(图 522 和图527),导致类似于湿性年龄相关性黄斑变性的情况。青光眼和白内障在病理性近视中也很常见。

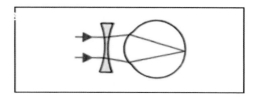

图 23 凹透镜矫正近视眼。

散光

在这种情况下,85% 的人眼睛不像篮球那样呈球形,而是像橄榄球一样。进入眼睛的光线不会在所有子午线方向均匀地折射。当角膜曲率在相互成直角的子午线中折射不同时,就会产生规则散光。其可用眼镜来矫正。例如,以水

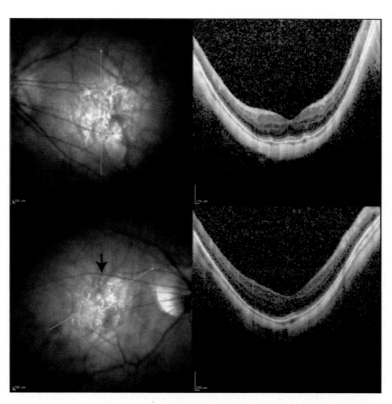

图 22 病理性近视的 OCT 显示:(A)黄斑变性。(B)眼轴增长。脉络膜可能因新生血管增生而增厚(图 524)。(*Source:* Courtesy of University of Iowa, Eyerounds.org.)

平(180°)子午线的散光为例(图 24)。垂直光线的裂隙光束(AB)聚焦在视网膜上,(CD)聚焦在视网膜前。为了矫正这种规则的散光,使用了仅发散(CD)的近视柱面透镜(图 25 和图 26)。

不规则散光由角膜变形引起,通常由损伤或圆锥角膜引起(图 43、图 284 和图 285)。

老花眼

这种情况会使近视力下降,这几乎在43 岁以后都会发生。正常的眼睛必须调整+2.50D 才能将焦点从远处转移到近处,这被称为调节(图 377),当晶状体的形状变得更凸时即可完成。眼睛的调节能力从14 岁时的+14D 下降到 50 岁时的+2D。

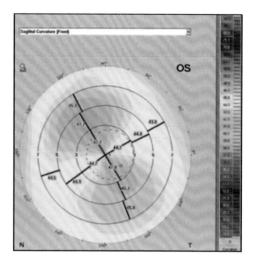

图 26　角膜散光的角膜地形图,在轴向 120°处最陡峭,屈光度为+47.70D;在 30°处最平坦,屈光度为+44.51D。为了矫正这种近视散光,需要将一个−3.00D 的近视柱镜镜片放置在眼镜30°轴的方向上。(*Source*: Courtesy of Richard Witlin, MD.)

中年人配戴的近用阅读眼镜,随着年龄的增长需要定期更换。

单光的近用附加正透镜(图 27)会降低远视力。对半眼镜(图 28)和双光眼镜(图 29)是可以使人在抬头看时获得清晰远距离视觉的选择。渐进双光眼镜更具吸引力,也可以使人在距离眼睛 1m的中间距离处获得清晰的视觉,但价格更高。

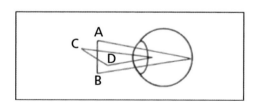

图 24　近视散光。有关解释参见正文。

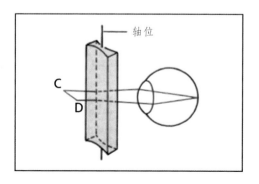

图 25　用近视柱镜矫正近视性散光,轴向为 90°。

图 27　单光近用阅读眼镜视远会模糊。

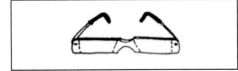

图 28 对半眼镜。

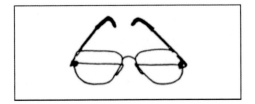

图 29 双光眼镜。

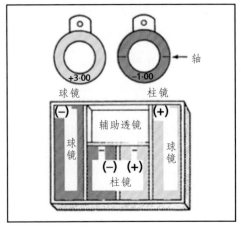

图 30 镜片箱中有红色的凹透镜和黑色的凸透镜。

40~45 岁	+1.00	~	+1.50D
50 岁	+1.50D	~	+2.00D
>55 岁	+2.00D	~	+2.50D

验光

验光是确定矫正眼睛光学缺陷所需镜片的技术。

试戴装和镜片

镜片箱(图 30)包含正、负球镜和柱镜。球镜的屈光度和柱镜的轴被记录在镜框上。

试镜架

试镜架(图 31)固定试戴镜片。将最大度数的球面镜片放置在离眼睛最近的凹槽中,因为镜片的有效屈光度会随其与眼睛的距离而变化。将柱镜片放在离眼睛最远的凹槽中,以便可以在试镜架的刻度(0~180°)上调整轴向。部分验

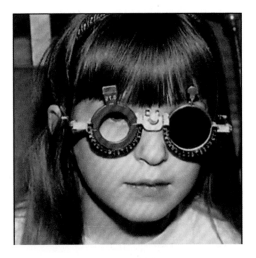

图 31 试镜架。

光师更倾向于使用在患者面前拨动镜片的综合验光仪(图 32),而不是从镜片箱中手动更换镜片。

带状光检影("闪光")

这是在开始主观验光前确定患者屈光不正的客观方法。它是确定婴儿和不能给出足够主观反应的文盲患者的

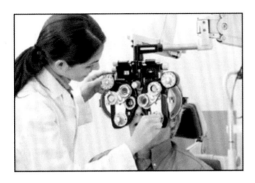

图 32　在综合验光仪上拨动镜片代替在试镜架上手动调试。(*Source*: Tyler olsen/Shutterstock.com.)

眼镜处方的主要手段。在这两种情况下,可以点入 1% 的环戊酮凝胶(表 17,第 145 页),以防止由调节改变引起晶状体变化,导致结果的改变。

将检影镜(图 33)与眼睛保持一臂

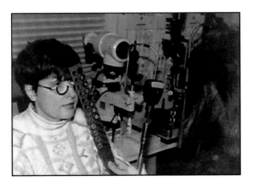

图 33　带状光检影镜。

的距离,将其裂隙光束对准瞳孔。为确定散光轴,旋转光束直到它与瞳孔反射平行(图 34),然后在该轴上来回移动,如图 35 所示。

如果反射光影移动的方向与检影镜光束移动的方向相同("同向移动"),则将正(+)镜片添加到试镜架上。如果反射光影向相反方向移动 ("反向运动"),则需要负(−)镜片。没有"同向运动"或"反向运动"表示中和。将上述结果的基础上加上 −1.50D 可近似得到该子午线方向的屈光不正。将光束旋转90°检验另一个轴向。使用计算机自动验光仪可得到类似的结果(图 36)。

显然验光

显然验光是主观的插片试验。将由

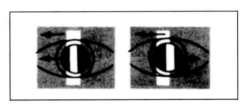

图 35　瞳孔在同向运动和反向运动时的反射光。

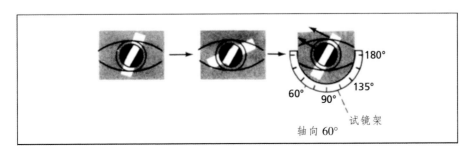

图 34　检影镜测定散光轴。

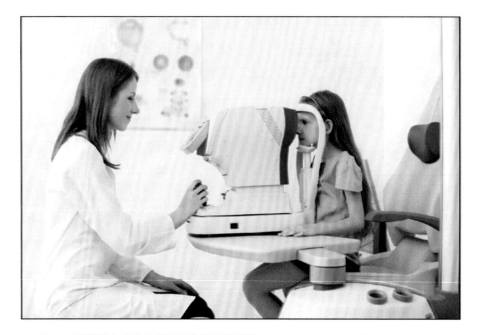

图 36 计算机自动验光仪可能代替检影镜检查。(*Source*: LovArt/Shutterstock.com.)

旧眼镜或检影镜检查确定的近似镜片放置在试镜架中。遮挡患者的一只眼睛,并通过添加(+)和(−)0.25D 镜片来精确球镜度数。询问哪个镜片使字母看上去更清晰。然后,通过在最清晰的视觉方向上旋转镜片来精确柱镜轴向。通过在该轴上添加(+)和(−)柱镜来确定柱镜的度数。

对于老花眼患者,在确定视远度数后还应确定近用需要的近附加度数。以下缩写用于记录验光结果:W,在焦度计中确定的旧镜处方;F,"闪光",通过检影检查的屈光不正;M,显然验光,插片以获得主观度数的修正;Rx,最终处方,通常与M 一致。

远视伴散光的老花眼患者的双焦处方如图 37 所示。眼镜的处方由眼科医师或验光师确定。然后将该处方提供给验光

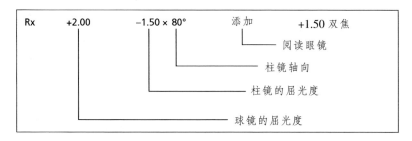

图 37 远视伴散光的老花眼患者的双焦处方。

师,由他们将其装入合适的镜架。他们会测量近用和远用的瞳距(图38),使眼睛的中心视轴与镜片的光学中心相对应。然后确定特定框架的双焦高度(图39)。

塑料镜片通常被使用,因为它们更轻,破碎的可能性更小。这对儿童尤其重要。职业安全眼镜的镜片通常更厚。玻璃眼镜的优点是更耐刮擦。

对于畏光症,通常会使用灰色调,因为它们对所有颜色都有所失真。偏振镜片通过阻挡水平光波来最大限度地减少驾驶、划船或滑雪时的眩光。太阳光中有害的紫外线 UVA 和 UVB 射线可能导致皮肤癌(图195)、光性角膜炎

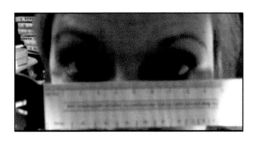

图 38　瞳距的测量。

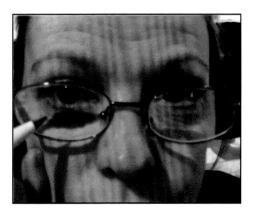

图 39　双焦高度的确定。

(图248)、睑裂斑(图297)和翼状胬肉(图294),同时加速白内障和黄斑变性的发生。有色镜片,包括偏振镜片,应添加紫外线过滤装置以滤过这些光线的98%~100%。品牌的光变色玻璃镜片和全视线镜片在阳光下会变暗,并带有紫外线过滤器。

最常见的眼部运动损伤来自篮球。最近一年,它导致了17 000人到急诊室就诊。棒球、冰球和球拍类运动导致的眼部损伤也很常见。配戴护目镜可以预防90%的运动损伤。

角膜接触镜

塑料角膜接触镜发明于1947年,现在有超过4000万名美国人配戴,可作为框架眼镜的替代品,用于矫正近视、远视、散光和老花眼(图40和图41)。

角膜接触镜的其他用途包括:

• 在角膜形状不规则的情况下矫正视力。

• 带或不带紫外线防护的有色镜片

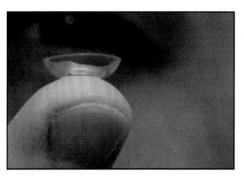

图 40　塑料角膜接触镜。

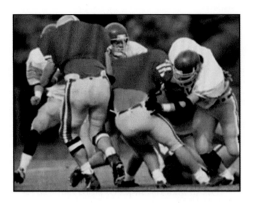

图 41 角膜接触镜对于每项运动都有好处。

和具有美容效果的有色镜片(图 51)。

• 用于遮盖畸形眼或眼球摘除后的义眼(图 426)。

• 绷带镜可缓解因角膜擦伤和水肿引起的眨眼造成的不适。

角膜接触镜的适用人群

本文将讨论软性角膜接触镜,因为它们占验配份额的 95%。对于干眼症、散光和圆锥角膜形状不规则的角膜,可能首选硬性透气性接触镜(图 284 和图 285)。

配戴角膜接触镜的相对禁忌证:

• 严重过敏。

• 眼睑边缘感染(睑缘炎)。

• 结膜炎。

• 干眼。

• 幼儿或老年人。

角膜接触镜的验配

角膜曲率计

验光后,使用手动(图 42 和图 43)或电脑角膜曲率计(图 73)测量角膜曲率。角膜曲率计可以显示因不健康地配戴角膜接触镜(图 43)或其他角膜疾病导致的角膜变形。屈光力(P)、基弧(BC)(图 46)和直径(DIA)(图 44 和图 45)是验配所有类型的软镜通常需要的 3 个基本参数(图 44 和图 46)。曲率决定了是否应配戴更平坦或更陡峭的镜片(图 57)。

镜片度数的测定

角膜接触镜的度数并不总是与患者框架眼镜的矫正度数相同。将与患者

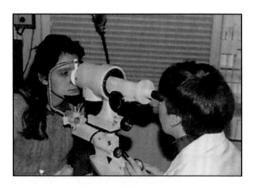

图 42 手动角膜曲率计。

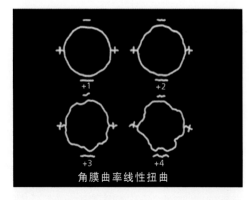

角膜曲率线性扭曲

图 43 手动角膜曲率计将圆环投射在受损角膜上,获得扭曲的角膜曲率结果。

眼镜相同度数的角膜接触镜放在眼睛上,然后通过片上验光进行精准细化。镜片应完全覆盖角膜,并刚好延伸出角膜(角膜和巩膜连接处,图 45)。每次眨眼时有 0.5~1.0mm 的移动度,以便泪膜均匀分布和氧气交换。如果没有达到足够

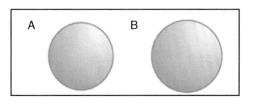

图 44　(A)直径 13.5mm。(B)直径 14.5mm。

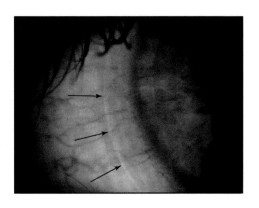

图 45　角膜接触镜适当地覆盖在角膜缘。

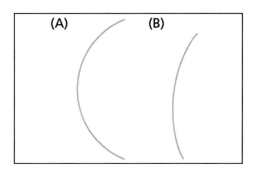

图 46　(A)8.2mm,陡峭的基弧。(B)9.1mm,平坦的基弧。

的居中,可以尝试不同的曲率或直径。

角膜接触镜的种类

大多数人只在白天配戴角膜接触镜(日间配戴)。夜戴镜片(长期配戴)的使用频率较低,因为它们的感染率是日戴镜片的 5 倍。镜片可以每年更换 1 次,但更常见的是每 2 周至 3 个月更换 1 次("定期更换")或每天更换 1 次("日抛")。更换频率取决于舒适度和黏液沉积的速度(图 47)。

当散光矫正为–0.75D 或更高时,首选散光镜片(复曲面)。它们呈椭圆形,在 90°或 180°轴上带有标记,并在 6 点钟位置配重,因此它们不会旋转(图 48 和图 49)。当放置在眼睛上时,这些线应接近 90°轴,否则需要在定制的镜片中进行补偿调整。

但是,当轴向在 180°的角膜接触镜配戴在眼睛上时,它可能会逆时针旋转 10°。为了补偿这种意外的旋转,应该放置一个新的角膜接触镜,使轴顺时针旋转 10°。

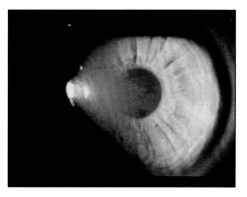

图 47　角膜接触镜上的黏液沉积。

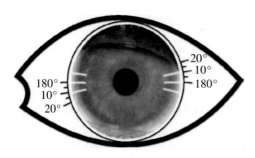

图 48　镜片合适地贴附于眼睛,中心标记为 180°。

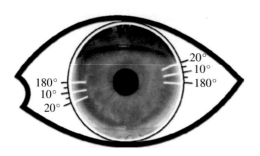

图 49　对上述眼睛进行框架眼镜矫正需要一个度数为 180°的轴。

老花眼双焦角膜接触镜的验配成功率不高,但对于有需求的患者——通常在 40 岁以上——存在视近困难的情况时,可以尝试使用(图 50)。矫正老花眼的双焦角膜接触镜的替代方法是使用标准球面角膜接触镜,使一只眼睛视近,另一只眼睛视远,这被称为单眼视。通常选择具有最清晰视力的优势眼用作视远。

虹膜的颜色可以用透明的有色软镜片进行增强,也可以用不透明的有色镜片将其变成不同的颜色(图 51)。

任何患者在离开诊室时都应该熟练掌握镜片的摘戴,要意识到良好手卫生的重要性,并了解消毒、清洁和冲洗(生理盐水)溶液的使用和区别(图 52 至图 54)。如果眼睛受到刺激,他们还应该准备一副备用眼镜。

常见问题

2010 年,一项针对到急诊科就诊的 144 799 例儿童患者的研究表明,角膜接触镜是不良事件的主要原因(23%)。角膜擦伤、结膜炎和出血最为常见。

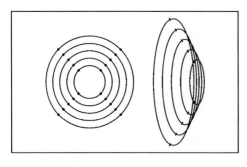

图 50　同心圆设计的双焦角膜接触镜可交替视近和视远。

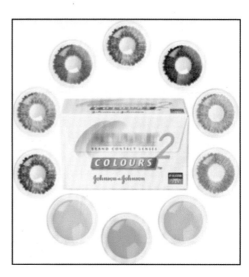

图 51　彩色角膜接触镜。

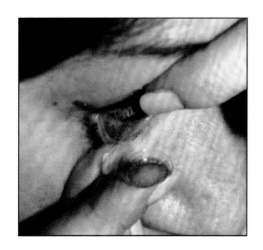

图 52　用示指的指尖拖住角膜接触镜,中指按住下眼睑;另一只手的手指提起上眼睑,将角膜接触镜直接放在角膜上。

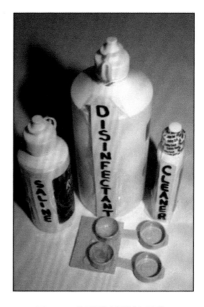

图 54　角膜接触镜护理液。

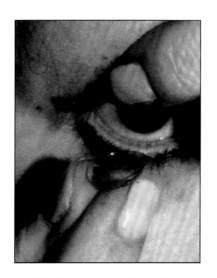

图 53　将镜片从角膜上滑落到巩膜上,然后用拇指和示指轻轻捏住镜片,将其取出。

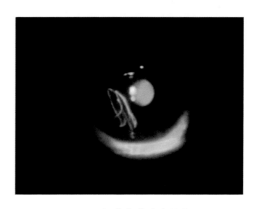

图 55　角膜的荧光素染色。

当使用荧光素染料置于眼睛中并用钴蓝光照射时,角膜擦伤和水肿会显现出来。丢失或受损的角膜上皮细胞区域暴露出底层基质,基质吸收了染料,显得更加明亮(图 55)。

- 上睑结膜是最常被角膜接触镜刺激的区域。这被称为乳头状结膜炎(图 56),常因角膜接触镜沉积物而加重,尤其是在过敏个体中。更加频繁地更换镜片反应良好。

- 当角膜受到压迫时,角膜周围的球结膜会变红,像镜片配适过紧一样(图 57)。

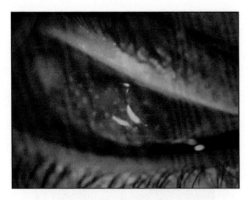

图 56 乳头状结膜炎,结膜有特征性发红和小而白的隆起。

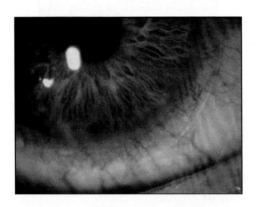

图 57 紧贴的镜片造成角膜缘充血。

- 感染性角膜溃疡(图 261 至图 263)是最严重的并发症,对视力的威胁最大。

角膜塑形镜(ortho-K)是一种透气性角膜接触镜,通过夜间配戴来矫正屈光不正的技术,该接触镜可使角膜变平。由于并发症,包括最严重的感染性角膜炎,它没有得到广泛的普及。

屈光手术

可以通过手术重塑角膜来改变眼睛的屈光力(图 58)。苏联发明的放射状角膜切开术开始于 1978 年,直到 1996 年,一直是美国最流行的屈光手术(图 59)。至今几乎没有人再做了。在这个手术过程中,通过 4~8 个放射状切口使角膜变平,贯穿了 90% 的角膜深度。由于愈合

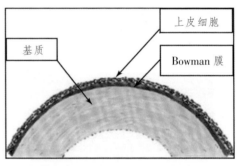

图 58 正常角膜。其平均中心厚度为 545μm,约为周边角膜厚度的一半。

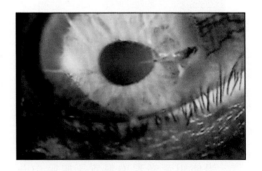

图 59 罕见的放射状角膜切开术切口的创伤性破裂。(*Source*: Courtesy of Leo Bores.)

缓慢、无法准确预测矫正量、全天视力变化、眩光、光晕、感染，以及角膜穿孔伴继发性白内障等原因，该手术已无法普及。

3 种较新的手术——LASIK、PRK 和 epi-LASIK——通过使用准分子激光去除角膜基质来矫正近视、远视和散光，但这种激光不能穿透表面上皮细胞。解决这个问题最流行的技术称为准分子激光原位角膜磨镶术（LASIK）。

• 在美国，LASIK 是排名第一的美容手术。自 1990 年被推出以来，已经进行了数百万次。在该技术（图 60 至图 67）中，用刀片（图 64）或飞秒激光去除上皮瓣和 Bowman 膜，这与用于去除基质的准分子激光（图 60）不同。

LASIK 的一个缺点是导致眼部硬度降低。这是由于消融基质床的损失和残留在上皮瓣中基质的有效性降低，因为它从未完全愈合。为了尽量减少有效基质的损失，我们的目标是制作尽可能薄

的上皮瓣。近视超过 8D 的眼睛需要大量的基质消融。这种过度的变薄可能削弱眼球壁，导致角膜扩张（膨隆）。角膜的

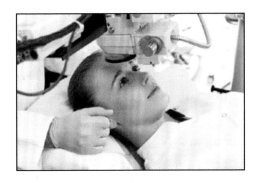

图 61　LASIK 行局部麻醉。（*Source*: LovArt/Shutterstock.com.）

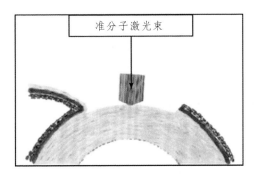

图 62　LASIK：用刀片或激光创建一个 110μm 的，包含上皮细胞、Bowman 膜和基质的上皮瓣。然后，用准分子激光消融基质。LASIK 后的基质床应该至少保留 250μm，以防止过度变薄（扩张），造成视觉障碍。

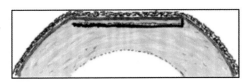

图 63　LASIK 后使用剩余的 Bowman 膜重塑角膜。

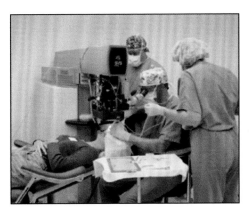

图 60　使用准分子激光去除中央角膜基质层。

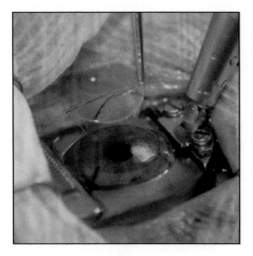

图 64 用微型角膜切割器制作的浅层角膜瓣。据报道,激光制作的角膜瓣效果更好。(*Source*: Courtesy of Chris Brrey, M.Med.Sci., and *J. Ophthalmic Photogr.*, 1999, Vol.22, No.1A.)

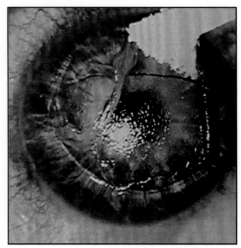

图 66 LASIK 后因自身受伤造成后期脱位。(*Source*: Courtesy of C.K. Patel, BSC, FRC Ophth., and *Arch. Ophthalmol.*, Mar. 2001, Vol. 119, p. 447. Copyright 2001, American Medical Association. All rights reserved.)

平均厚度为 545μm(图 73),角膜扩张最常发生在术前角膜厚度 <521μm 和术后基质床 <256μm 的情况。

LASIK 会损伤角膜神经纤维,通常会导致干眼症。另一个皮瓣并发症是角膜上皮细胞可能在皮瓣下生长,这种情

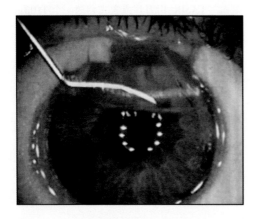

图 65 LASIK 中角膜瓣被刮刀掀起,激光束在中央角膜上消融基质。

况下可能需要进行切除(图 67)。其在初次手术中的发生率约为 1%,但当必须提起皮瓣进行第二次 LASIK 时,发生率高达 23%。皮瓣的附着力很差,制作后最长 20 年内都可以被提起。术后 1 年后,因翻开原始皮瓣而导致并发症的风险逐渐增加。外伤可能会使该皮瓣在其形成多年后脱位(图 66)。

• LASIK 的替代方法是准分子激光角膜切削术 (PRK)(图 68 至图 70)。它通过机械地造成中央角膜磨损来去除上皮细胞,从而消除了对角膜瓣的需求(图 68 和图 69)。其优点是它留下了更多的功能性基质,这使得它特别适用于需要显著减薄角膜的高度近视。

PRK 的缺点是持续约 48 小时的擦

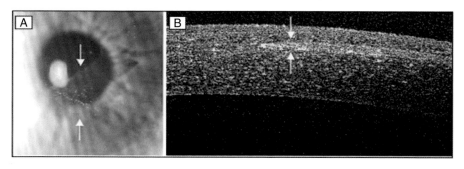

图 67　(**A**)灰色区域(箭头所示)，上皮细胞在角膜瓣下生长。(**B**)OCT 显示细胞。如果细胞靠近中央角膜，或者周边角膜有覆盖性融化，则必须掀起角膜瓣去除细胞。然而，掀起角膜瓣的主要原因是去除褶皱。(*Source*: Courtesy of V. Charistopoulos, MD, and *Arch. Ophthalmol.*, Aug. 2007, Vol. 125, pp. 1027–1036. Copyright 2007, American Medical Association. All rights reserved.)

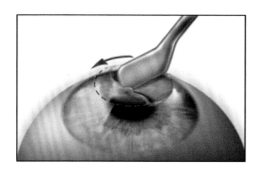

图 68　在 PRK 中，准分子激光削薄角膜之前，先去除角膜上皮。

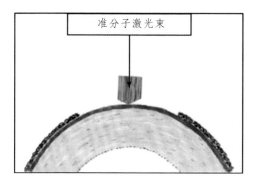

图 69　上皮细胞被机械剥离后，PRK 激光消融 Bowman 膜和基质。角膜雾状混浊有时可能是由 Bowman 膜的缺失造成的，在手术中局部应用抗代谢药物丝裂霉素 C 可以使角膜更加透亮。

伤疼痛感、视力恢复较慢和偶尔反复出现的上皮下雾状混浊。后者可以通过在手术期间使用局部抗代谢丝裂霉素 C 滴眼液来最大限度地减少，以防止细胞生长。

● 被称为 epi–LASIK 的最新技术 (图 71)可创建不含基质的上皮瓣。因此，将有更多的基质剩余，保证眼球的硬度。但其上皮瓣比 LASIK 皮瓣愈合得更慢，因此视力需要更长的时间才能恢复。

这 3 种激光技术通常都能产生良好的效果，但最常见的主诉可能是干眼症，此外还有感染、眩光、光晕、屈光不正矫正过度或矫正不足，以及未知的长期影响。到目前为止，LASIK 是过去 20

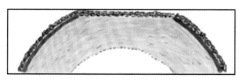

图 70　PRK 或 epi–LASIK 术后的角膜重塑。

年来最受欢迎的角膜屈光手术,每年约有 100 万例手术,使其成为美国最常见的整容手术。最近的一项调查显示,超过一半的眼科医生会考虑对自己进行激光屈光手术。

高度远视(超过 4D)和近视(超过 8D)很难通过重塑角膜来矫正,因为角膜变得太薄且不稳定。人工晶状体可植入眼内(图 72),以矫正这些较高的屈光不正,但具有与眼内手术相关的所有内在风险。

植入的晶状体、角膜和患者自身的

晶状体之间必须有一个安全的空间,否则可能会发生角膜水肿和(或)白内障。

一种称为角膜缘松弛切口的技术可用于矫正散光。手动(刀片)或飞秒激光在最陡峭的角膜子午线上创建深度为 600μm(角膜厚度的 80%)的精确切口。它通常用于矫正 0.75~2.00D 的散光(图 73 至图 75)。矫正量取决于是使用一个还是两个切口,以及每个切口的深

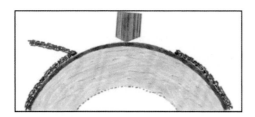

图 71　epi-LASIK:用刀片创建上皮瓣,然后用激光消融基质。

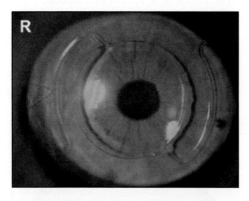

图 72　用于矫正屈光不正的 Phakic 6H2 可植入人工晶状体。(*Source*: Courtesy of Oil, Inc. surgery.)

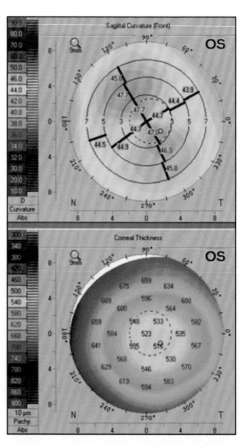

图 73　角膜地形图断层扫描在 5 秒内测量 25 000 个高度数据点,得出前后角膜的屈光力和角膜厚度。(*Source*: Courtesy of Richard Witlin, MD.)

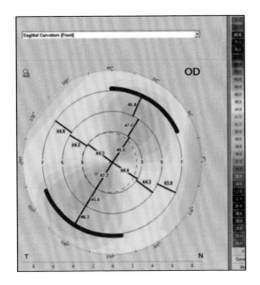

图 74　地形图显示(红线所示)角膜缘松弛切口在 60°(最陡峭子午线)方向,它纠正了 150°方向的负散光。(*Source*: Courtesy of Richard Witlin, MD.)

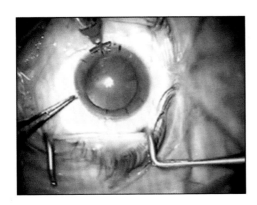

图 75　手动角膜松弛切口创建在 100°最陡峭的轴线上, 用以矫正 10°方向的负散光。(*Source*: Courtesy of Bonnie Henderson, Harvard Medical School.)

度和长度, 这可能在 2~3 小时内发生变化。

飞秒激光小切口角膜微透镜取出术(SMILE)是 LASIK 的一种较新的替代方法, 用于矫正–10.00 至–1.00D 的近视和–3.00 至–0.75D 的散光(图 76)。目前正在对其进行远视治疗评估。截至 2019 年, 全球已治疗超过 200 万只眼睛。使用飞秒激光(不同于用于 LASIK 的准分子激光)制造 6~7mm 的角膜微透镜(图 77A 和图 77B)。然后将解剖刮刀手动扫过微透镜的上下边界, 以分开与角膜基质的任何粘连。然后使用光滑的微型镊子通过 2~4mm 的隧道切口将其取出。覆盖的角膜组织塌陷是导致屈光变化的原因。它最大限度地减少了 LASIK 中最麻烦的并发症, 即干眼症和角膜瓣问题。它还可以用于矫正高达 10D 的近视, 而 LASIK 仅可矫正 8D。

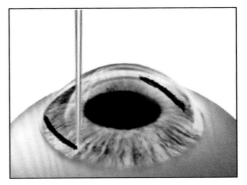

图 76　飞秒激光作为一种替代方法使用刀片手动松弛切口。

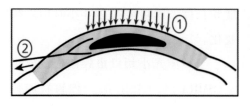

图 77A　SMILE：飞秒激光创造了一个晶状体，用微型镊子将其取出。这种微型手术无须使用角膜瓣。

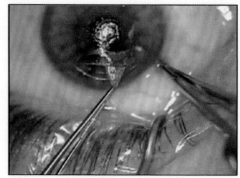

图 77B　移除基质透镜。确保所有的残留物都被移除。（*Source*: Courtesy of Majid Moshirfar, MD, Moran Eye Center, Utah.）

第 **3** 章

神经眼科学

眼睛是大脑的一部分。大脑最早起源于5.5亿年前的单细胞生物体中。细胞表面的"眼点"中含有能感知光线的光受体蛋白。关于成像的描述,请参考第5章。6块肌肉(表4)使每只眼睛围绕3个轴运动。它们受脑神经(CN)Ⅲ、Ⅳ和Ⅵ的支配(表5,图78至图82)。

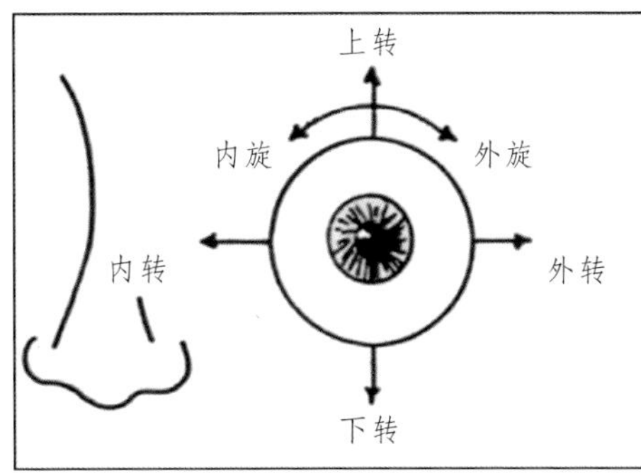

眼球运动

图 79　眼球在6块眼外肌的作用下围绕3个不同的轴进行旋转。

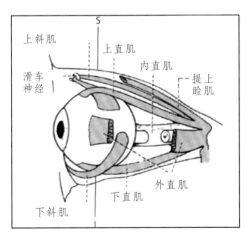

图 78　眼眶侧面观:内收和外展是围绕上、下轴(SI)进行的。

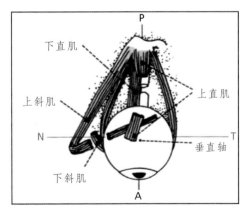

图 80　眼眶上面观:上转和下转是在从鼻侧到颞侧的水平轴(N,鼻;T,颞)上进行的。扭转是在前、后轴上(AP)进行的。

29

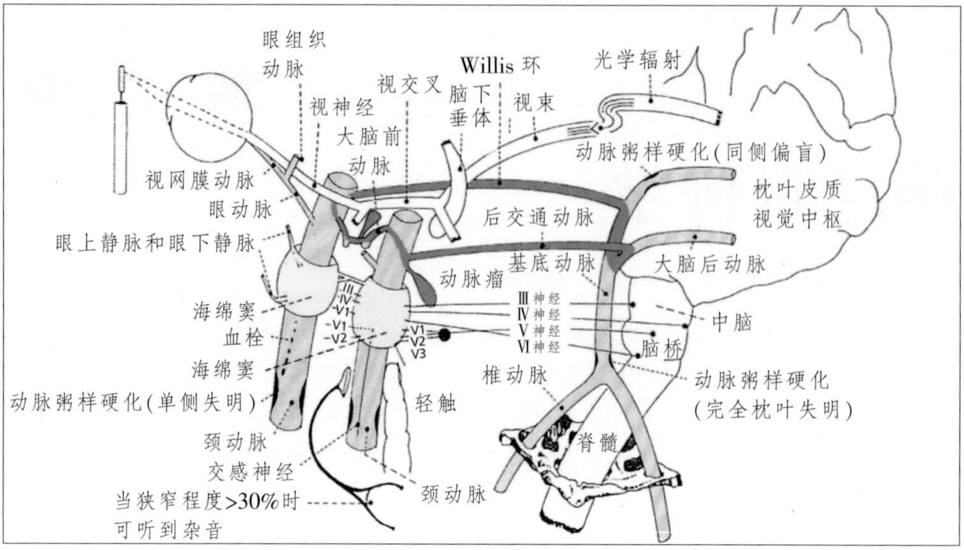

图 81 血液由两条椎动脉和两条颈动脉为大脑供给。Wills 环(绿色)是一个连接颈动脉和大脑后动脉的脑动脉环。如果一条血管狭窄,可有侧支循环。80% 的缺血性脑卒中起源于颈动脉,20% 起源于椎动脉或基底动脉循环。两个最常见的脑动脉瘤发生在这个循环内。连接两条大脑前动脉的动脉瘤可能会压迫视交叉,有时会引起双颞侧偏盲。另一个位于颈动脉和后交通动脉的交界处,可压迫 CN Ⅲ,导致瞳孔散大。如果动脉瘤破裂,可能会引起严重的头痛、颈部僵硬疼痛、视力模糊或复视,以及畏光。

表 4 眼外肌		
肌肉	作用	神经支配
内直肌	内转	眼球运动神经(CN Ⅲ)
下直肌	主要是下转,也有内转、外旋	眼球运动神经(CN Ⅲ)
上直肌	主要是上转,也有内转、内旋	眼球运动神经(CN Ⅲ)
下斜肌	主要是外旋,还有上转、外转	眼球运动神经(CN Ⅲ)
上斜线	主要是内旋,还有下转、外转	滑车神经(CN Ⅳ)
外直肌	外转	展神经(CN Ⅵ)
提上睑肌	提升上眼睑	眼球运动神经(CN Ⅲ)
Müller 肌	提升上眼睑	交感神经
眼轮匝肌	闭睑	面神经(CN Ⅶ)

注:CN,脑神经。

表 5　神经及眼部结构		
视神经(CN Ⅱ)	视网膜神经节细胞的轴突,将视觉冲动从眼睛传到大脑	
眼球运动神经(CN Ⅲ)	神经支配	作用
运动(1~5)	1.内直肌	内转
	2.下直肌	主要是下转,也有内转、外旋
	3.上直肌	主要是上转,也有内转、内旋
	4.下斜肌	主要是外旋,也有上转、外转
	5.提上睑肌	提升上眼睑
副交感神经(6 和 7)	6.瞳孔收缩肌	对光线和视近有反应
	7.睫状肌	使晶状体聚焦于近处
滑车神经(CN Ⅳ)	上斜肌	主要是内旋,还有下转、外转
三叉神经(图 108)	CN Ⅴ(图 108);CN Ⅴ分支 1:上眼睑、眼眶和鼻子	
	CN Ⅴ分支 2:下眼睑	传递感觉
展神经(CN Ⅵ)	外直肌	外转
面神经(CN Ⅶ,图 110)	眼轮匝肌	闭合上下眼睑
交感神经(图 126)	1.Müller 肌	1.提升上眼睑
	2.瞳孔开大肌	2.在压力、"飞行"和肾上腺素药物作用下可开大瞳孔
	3.睑部皮肤	3.汗腺

注:CN,脑神经。

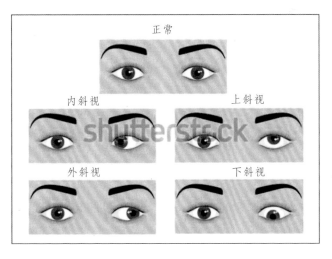

图 82　斜视的类型。(*Source*: Aksanaku/Shutterstock.com.)

斜视

斜视(表 6)是指双眼不协调,即外界物体不能同时成像于两眼的黄斑中央凹(表 6)。

当双眼注视的时候,如果遮挡一眼,被遮眼可能会向内转(内隐斜,用字母 E 表示)或向外转(外隐斜,X)。小的隐斜通常是没有症状的。隐斜也可以转变为显斜。显斜是一种自发的眼球转动。显斜的发生通常是由于隐斜量增加且患者的控制能力下降。一般会在一天中晚些时间、疲倦时和在可导致双眼分离的刺激下发生,如一只眼视力较差。没有隐斜(完全直视)的眼称为正位。

斜视的并发症

弱视

弱视也叫懒眼,是指在儿童时期由于不适当地用眼而导致的视力下降。两个常见的原因为眼球转位 (斜视性弱视)或屈光不正(屈光不正性弱视),在 8

岁之前没有得到矫正。在斜视中,儿童会无意识地压抑斜位眼以避免复视。

斜视性弱视的治疗方法是遮盖好眼(图 83),从而迫使儿童使用弱视的眼睛。对好眼进行全程遮盖:年龄每增加 1 岁,遮盖时间增加 1 周。重复进行,如果没有改善,或者如果视力再次下降时,再进行补充遮盖。

屈光不正性弱视的治疗方法是用眼镜矫正,并对好眼进行遮盖。这两种类型的弱视都必须在儿童早期进行治

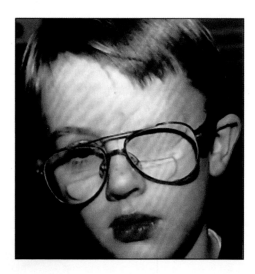

图 83 矫正弱视。

表 6 斜视的类型	
内斜视(ET)	眼球向鼻侧偏斜
外斜视(XT)	眼球向外偏斜(暂时)
上斜视(HT)	眼睛向上偏斜
间歇性斜视	隐斜自发成为显斜;用括号表示。示例:R(ET)=右眼间歇性内斜视
恒定性单眼性斜视	在任何时候都存在于一只眼睛中。示例:RXT,右眼恒定性外斜视。如果是在儿童期发病,常常与视力丧失有关
交替性斜视	任何一只眼睛都可能出现偏斜。两只眼睛的视力通常相等

疗，因为 5 岁以后改善视力是很困难的。8 岁以后，改善视力几乎是不可能的，但也应该尝试。

外观不佳

显斜不能通过眼镜来改善，在外观上也不易被接受，患者可能希望进行手术。

丧失融合能力 (双眼视)

融合是指将两个眼睛的图像看作一个物像，从而产生立体视觉 (三维视觉)。许多斜视的患者没有融合功能。精细的融合功能可通过 Wirt 立体视觉测试来评估 (图 84)。

在戴着偏光眼镜的情况下，患者观看一张测试卡。通过患者能够正确描述三维空间中图片的数量来确定融合的程度。

集合近点 (NPC) (图 85)

NPC 是眼睛可以交叉观察近物的最近点。它的测量方法是将一个物体逐渐向眼睛移近，让患者尽最大努力去固

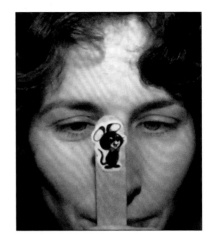

图 85　集合近点。

视它。当眼球不再会聚并有一只眼转向外侧，此时的距离被记录为 NPC。如果 NPC>8cm，则被认为集合不足。这些患者在阅读时可能会抱怨复视或其他困难，这在帕金森病患者中很常见。训练或戴棱镜可能有帮助。

调节性内斜视 (图 86 和图 87)

当正常的眼睛晶状体调节聚焦时，同时会引发眼球会聚。不戴眼镜的远视患者必须使眼睛的晶状体聚焦 (适应)，

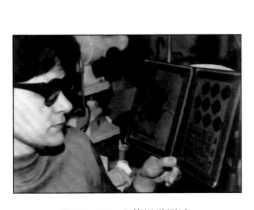

图 84　Wirt 立体视觉测试。

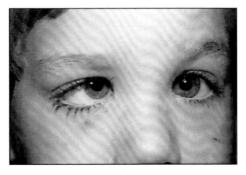

图 86　调节性内斜视。

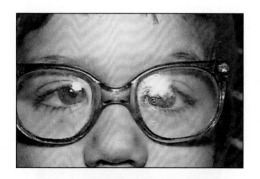

图 87 用远视镜矫正的调节性内斜视。

才能看清楚远近。

　　这种聚焦刺激了适应性反射,造成眼睛的辐辏。当集合与调节的比例异常增高时,就会产生内斜视,需要用镜片矫正。

非调节性内斜视(图 89 和图 90)

　　这是由大脑的缺陷造成的,与调节反应无关。矫正方法是通过手术将内直肌在巩膜上的止点后徙来削弱内直肌的作用,或通过切除部分外侧直肌来收紧外侧直肌(图 88 和图 89)。很少用注射肉毒杆菌毒素来削弱眼部肌肉力量。在术后早期,可调节的缝合线和滑动结可以调整肌肉的张力。

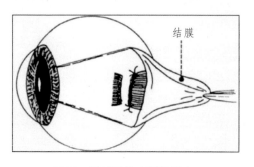

图 88 通过后徙来削弱肌肉。

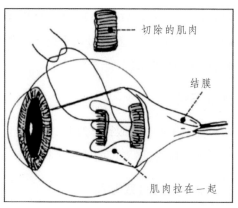

图 89 通过缩短来加强肌肉。

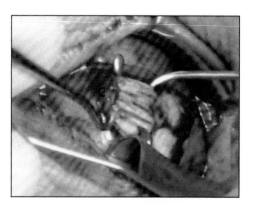

图 90 斜视手术:切开结膜(C)后,使用两个肌肉钩来分离和暴露内侧直肌。(*Source: Courtesy of Elliot Davidoff, MD.*)

　　内眦赘皮连着鼻侧上睑和下睑(图91),常见于婴儿和亚洲人。它可产生斜视的假象,称为假性斜视。

用棱镜测量眼球转动的程度

　　眼位偏斜可以用棱镜检测。当光线通过棱镜时,会向棱镜基底部偏折。一个棱镜度(1Δ)使图像在距离棱镜 1m 处移位 1cm。不要将棱镜度(Δ)与镜片屈

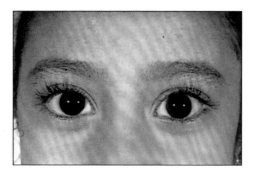

图 91　内眦赘皮造成斜视的假象(假性斜视)。

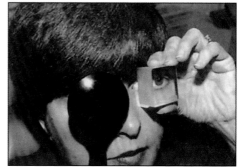

图 93　棱镜遮盖试验。

光度混淆。在右眼内斜的情况下,右眼的黄斑中央凹向颞侧转。为了将光线聚焦在右眼中央凹上,右眼前可放置一个棱镜 (尖端向内)(图 92)。如果是外斜视,则尖端向外。规则:将棱镜的尖端朝向斜视的方向。

用于测量眼球转动的棱镜遮盖试验(图 93)

患者固定注视 20ft(6m)远处的物体。当遮盖注视眼时,斜视眼会移动并注视目标。逐渐增加斜视眼前的棱镜度,直到交替遮盖每只眼时眼球不运动为止。

Hirschberg 试验

当遮盖试验难以对婴儿操作时,可以用 Hirschberg 试验来测定斜视度 (图 94 至图 96)。当婴儿固视一个点光源时,注意角膜反光点的位置。反光点与角膜中心每偏离 1mm,就相当于偏离了大约 14Δ。反光点距角膜中心向颞侧偏离 2mm,表明外斜约为 28Δ。

斜视的原因

- 麻痹性斜视是由于脑神经(Ⅲ、Ⅳ 或 Ⅵ)疾病或甲状腺疾病、外伤性挫伤、重症肌无力或眶壁骨折引起的眼肌

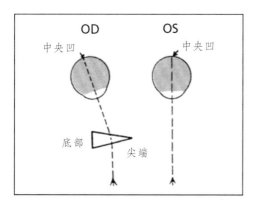

图 92　右眼内斜视用棱镜中和(尖端向内)。

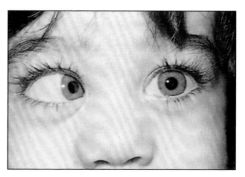

图 94　Hirschberg:内斜视。

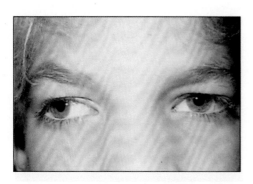

图 95　Hirschberg：外斜视。

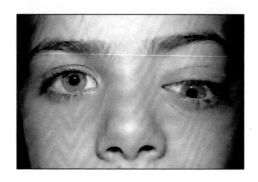

图 96　Hirschberg：左眼下斜视。

无力。

* 非麻痹性斜视是由大脑中枢的功能障碍所致。它通常是遗传性的，并在儿童时期发病。1% 以上的美国儿童患有外斜视，可能因美容、恢复双眼视力，

或由于为保持双眼正视导致的头痛和视疲劳而接受治疗。治疗方法可能包括视觉训练、棱镜或眼肌手术。

麻痹性斜视的表现（表 7）

在麻痹性斜视中，当注视位置朝向被削弱肌肉的功能区域时，偏斜量最大。为了展示 12 条眼外肌的协同作用，患者要固视一个物品，并移动注视 6 个基本方向（图 97）。每个位置测试每只眼睛的一条肌肉（例如，位置 3 测试右下直肌和左上斜肌）。除了观察肌肉的作用力不足或作用力过强外，还要询问患者复视最大的部位。为精确定量，可使用遮盖加棱镜测试。

大多数情况下，CN Ⅲ、CN Ⅳ 和 CN Ⅵ 脑神经麻痹的原因并不清楚，因为它是由于小血管闭塞造成的缺血。在成人中，由糖尿病引起的缺血是最常见的原因，并且常常在 10 周内消除。检查是为了排除多发性硬化、动脉瘤、肿瘤和其他更罕见的病因，尤其是在血管不太可能闭塞的年轻人中。

表 7　麻痹性斜视和非麻痹性斜视的比较		
	麻痹性	**非麻痹性**
发病年龄	通常发生于老年人	通常发生于 6 岁之前
主诉	复视	外观可见眼球偏斜；较少复视；儿童抑制斜眼
眼球偏斜	受累肌肉的功能区偏斜最大	每条肌肉活动良好，所有方向的偏斜相似
视力	不受影响	斜位眼可能有视力下降（弱视）
治疗方案	神经系统检查	眼科检查

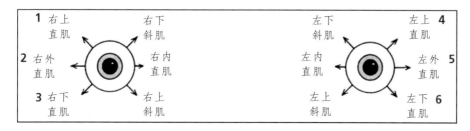

图 97　注视的 6 个方向。

脑神经Ⅲ~Ⅷ

动眼神经(CNⅢ)

　　CNⅢ麻痹(图 98 至图 100)使得下斜肌和内侧、下侧和上直肌的作用不足,导致眼睛向下和向外转。由于这条神经还支配着提上睑肌和瞳孔收缩的肌肉,因此眼睑下垂、瞳孔放大。由糖尿病导致的 CNⅢ麻痹往往不会影响瞳孔。

　　头部创伤后通常要检查瞳孔是否扩大。CNⅢ与后交通动脉平行(图 81),因此 Willis 环中的动脉瘤破裂是导致瞳孔扩大和突发性头痛的常见原因(图 101和图 102)。另外,CNⅢ从小脑幕切迹缘

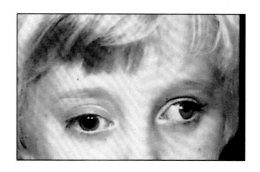

图 99　由于内直肌麻痹,右眼无法向左看。

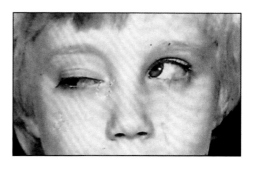

图 100　由于上直肌麻痹,右眼无法向上、向右看。(*Source*: Courtesy of David Taylor.)

下通过,极易受到脑疝的影响。脑疝一般是在脑水肿、血肿、肿瘤、脓肿或脑脊液阻塞引起的颅内压升高后发生的。虽然瞳孔扩大是头部受伤后更常见的恶性征兆,但瞳孔小或不等大可能表明大脑其他部位受到了严重损伤。

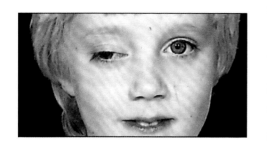

图 98　右侧 CNⅢ麻痹。直视时,眼球向下、向外转,瞳孔散大,眼睑下垂。

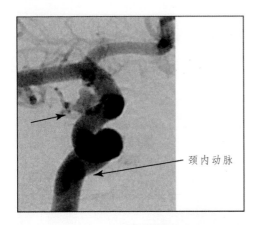

图 101 右侧颈动脉的脑血管造影显示一个 3mm×4mm 的后交通动脉瘤（↑）（图 81 和图 144）。这发生在一例 50 岁的男性患者身上，他患有蛛网膜下腔出血和非常严重的头痛。15% 的蛛网膜下腔出血患者在到达医院前就已经死亡。动脉瘤可以通过手术切除，或用血管内膜夹闭的方法来消除。

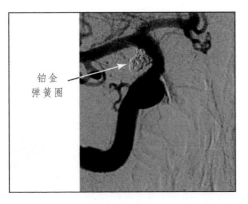

图 102 支架辅助的铂金盘绕栓塞动脉瘤。当线性铂金尖端进入动脉瘤时，会有一个小电荷被送入。这种电荷使其脱离，导致折叠，并促进血栓形成。（*Source*: Courtesy of Stavropoula I. Tjoumakaris, MD, and Robert Rosenwasser, MD, Thomas Jefferson University Hospital Endovascular Neurological Surgery Department.）

滑车神经(CN Ⅳ)

滑车神经(CN Ⅳ)支配着上斜肌。由于这条肌肉在眼球向鼻侧旋转时起抑制作用，它的麻痹导致患者在低头阅读时出现复视。由于内旋是这条肌肉的主要作用，所以会出现头部向对侧肩部倾斜，以使眼睛无须内旋(图 103)。如果医生强迫患者头部伸直(图 104)，上直肌就必须内旋。由于上直肌在内旋时也会使眼睛抬高，所以会出现垂直复视。导致上斜肌功能障碍的常见原因是外伤，因为它穿过滑车神经(图 78)，正好位于上鼻眶缘下方，所以容易损伤。所有歪头的患者都应检查是否有滑车神经功能障碍。

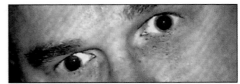

图 103 左上斜肌麻痹。为避免复视，头向对侧肩部倾斜。（*Source:* Courtesy of Joseph Calhoun.）

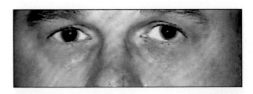

图 104 麻痹的左上斜肌，第一眼位时有垂直复视。注：左眼角膜下可见巩膜。

展神经(CNⅥ)

展神经(CNⅥ)支配外直肌使眼球外转。功能异常会出现明显的内斜视,从而导致复视(图 105),在直视前方时斜视程度最小(图 106),而在向另一侧注视时则无法看出(图 107)。因此,患者常常转头去使用功能正常的肌肉,以避免复视或将异常眼遮盖。由于该神经可能因颅内压增高而受损,因此应警惕相关的头痛、恶心和视乳头水肿 (视盘肿胀;图 475 至图 478)。

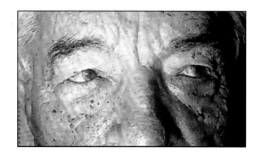

图 107　右侧直肌瘫痪,左眼直视。

三叉神经(CNⅤ)

三叉神经(CNⅤ)是头面部的感觉神经(图 108)和肌肉及咀嚼的运动神经。

V1 眼支:上眼睑、眼和鼻子的感觉。

V2 上颌支:下眼睑和面颊的感觉。

V3 下颌支:无眼部的作用。

损伤可能导致麻醉效果(发生眼眶

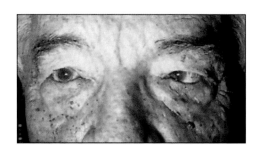

图 105　右眼外直肌麻痹导致右眼不能外转。注意在正常左眼颞侧有反光点(见第 35 页 Hirscherg 试验、第 37 页图 97 和第 36 页表 7)。(*Source*: Courtesy of Elliot Davidoff.)

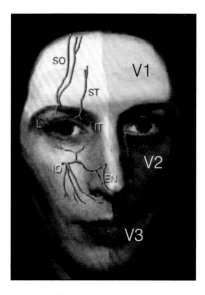

图 108　三叉神经的 3 个分支:V1、V2、V3,以及各个神经。SO,眶上神经;ST,耳上神经;L,泪腺;IT,耳内神经;IO,眶下神经;EN,外鼻神经。

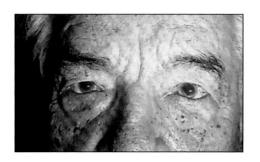

图 106　右眼外直肌麻痹,直视。

爆裂性骨折)(图231至图233),或疼痛,如带状疱疹皮炎(带状疱疹,图109)和三叉神经痛。

在美国,每3个人中就有1个人患有带状疱疹皮炎(带状疱疹,图109),特别是老年人。它是由于童年时期出水痘期间引入的潜伏水痘病毒复发,几乎所有40岁以上的美国人都携带这种潜伏病毒。带状疱疹可以复发,任何症状都可能变成慢性。它常常影响到CN V的眼支,可能伴有虹膜炎、角膜炎、发热和淋巴结肿大。药物治疗:口服伐昔洛韦(Valtrex)1000mg,3次/天×7天。最好是在皮损发生后72小时内开始使用。对虹膜炎的治疗与对于其他原因引起的虹膜炎的治疗相似。带状疱疹后神经痛是最常见的后遗症。由此产生的神经营养性角膜炎(图248)可以用Oxervate滴眼液来治疗,它的结构与人类神经生长因子相同。每天使用6次,每次间隔2小时,持续8周。建议对50岁以上的人群接种疫苗,以降低症状的发生率和严重程度,这对老年人和免疫功能低下的人最为重要。大约20%有眼部问题的患者可能会呈现慢性病程,需要持续治疗。

面神经(CN Ⅶ)

面神经(CN Ⅶ)支配着闭合眼睑的眼轮匝肌,以及控制面部表情的肌肉(图110)。它还能刺激泪腺分泌。成人常见的CN Ⅶ麻痹被称为贝尔麻痹,通常是由缺血或病毒引起的(图111和图112)。它也是舌部的感官神经。

肌肉痉挛是指眼睑周围肌肉的轻微痉挛,患者感到眼睑肌肉抽搐,持续数秒或数分钟。它通常不被观察者注意到。它可能与压力、疲劳、咖啡因或甲状腺功能亢进有关。发作可持续数周。

眼睑痉挛(图110和图113)是一种更严重的眼轮匝肌痉挛,导致眼睑不自主地闭合。它是眼表受到刺激后最常见

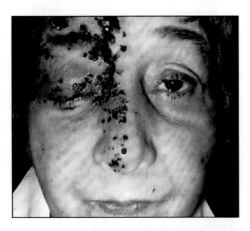

图109　带状疱疹皮炎:当水疱性皮炎沿着CN V的分布而不跨越面部中线时,就应考虑带状疱疹。

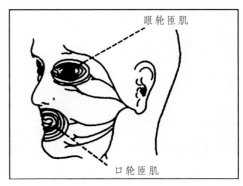

图110　面神经支配眼轮匝肌和口轮匝肌。

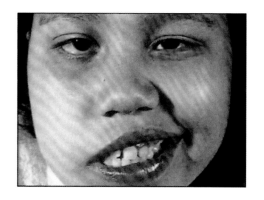

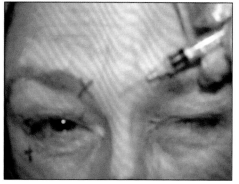

图 111　右侧 CN Ⅶ麻痹引起的贝尔麻痹导致眨眼不全，不能完全闭合眼睑，该侧嘴唇下垂，在微笑时尤其明显。

图 113　将肉毒杆菌素(X)注射到眼轮匝肌以治疗眼睑痉挛。注意不要注射到上睑的中心，因为这可能会麻痹提上睑肌，从而导致上睑下垂。

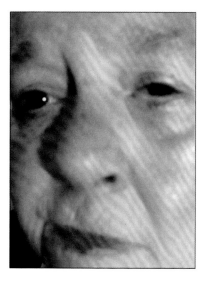

图 112　在 CN Ⅶ麻痹中，无法闭眼可能会导致角膜干燥。为了治疗这一问题，将左侧的上、下睑板缝在一起(睑缘缝合术)。这可能是暂时的或永久的。

能阻止神经肌肉接头处乙酰胆碱的释放。严重的病例可能需要通过手术切除肌肉纤维或 CN Ⅶ的分支。肉毒杆菌素也可用于肌肉痉挛，如痉挛性睑内翻(图 175)。还被 FDA 批准用于治疗每月发生多于 4 次的偏头痛。在这种情况下，可将肉毒杆菌素注射到眉毛上方的额头肌肉、嘴唇上方和下颌。它也可用于美容治疗外眼角的皱纹(鱼尾纹)。

前庭蜗神经(CN Ⅷ)

前庭蜗神经(CN Ⅷ)是维持听力和平衡的感觉神经。前庭支在内耳的半规管和前庭有感觉纤维。它们的轴突在一个复杂的系统中与脑干中的 CN Ⅲ、CN Ⅳ 和 CN Ⅵ 的核团相连，这些核团控制眼球运动的肌肉。当头部移动时，这种前庭眼反射能保持固定和平衡。

这条通路的疾病会导致眼球震颤和眩晕幻觉。这条神经的耳蜗分支负责

的反射性反应。良性基本型没有明确原因。一线治疗是根除刺激性原因。如果无效，可以在皮肤上注射肉毒杆菌素，并在参与闭睑的眶周肌肉上注射 5 次。它

听觉。

眼球震颤

眼球震颤是一种眼球在水平方向、垂直方向或旋转方向不自主地、有节律的来回运动,最常发生于出生时或婴儿早期。

● 摆摇性眼球震颤在每个方向上的运动是相等的。

● 急跳性眼球震颤在一个方向的运动比另一个方向的运动更快。

先天性眼球震颤是一种摆摇性眼球震颤,可持续终身。先天性眼球震颤的一种类型被称为痉挛性眼球震颤,可在约6个月大时出现,通常在2岁时结束。它可能与点头有关。另一种类型的眼球震颤可能与年幼时因白化病或视网膜疾病而视力丧失有关。有时,这种持续的眼球震颤没有明确的病因。它常会导致视力丧失。

前庭眼球震颤是对耳部半规管刺激的正常反应,可以通过旋转身体或在耳内放置冷水或热水而消除。然而,它也可能是由起源于内耳或小脑的前庭系统疾病引起。在这些情况下,它通常会引起新发的眩晕,即旋转感。区分耳部疾病(CNⅧ疾病)和小脑疾病引起眩晕的一个线索是后者会有语言和步态的障碍。

视动性眼球震颤是一种正常的、有节律性的眼球运动,像在汽车上看经过的风景一样(图114)。

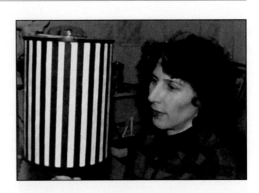

图114　旋转时引起视动性眼球震颤的视动性鼓。歇斯底里症患者和装作完全失明的人不能不移动他们的眼睛。

终位性眼球震颤发生在某些特定的、往往是极端的注视区域。它可能是由治疗癫痫发作的药物如苯妥英和巴比妥引起的。应考虑神经系统疾病,最常见的是多发性硬化症、缺血性脑卒中或脑肿瘤。

新出现的眼球震颤是相当令人不安的,需要进行全面的评估,以确定其原因。如果眼球震颤是永久性的,并且在某些注视区域(无效角)中不明显,可以通过棱镜或不常用的眼肌手术来改变无效点,使其直视前方。

视神经(CNⅡ)

视神经(CNⅡ)是由120万个视网膜神经节细胞轴突组成,它将视觉信息从眼传递到大脑。该神经始于视盘(视乳头),并随着神经节细胞轴突穿出眼球(图115、图335至图336、图339、图343)。当纤维离开眼睛时,会有一个髓鞘(图474),整个神经被脑膜鞘(脑桥、

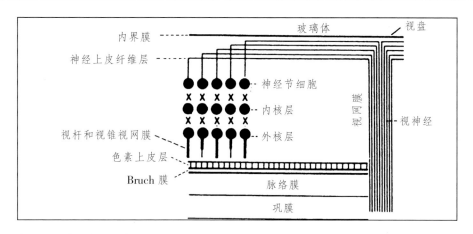

图 115　视网膜的截面示意图。视网膜表面的神经节细胞纤维在视盘处被髓鞘覆盖,并在眼外延续,被称为视神经。

蛛网膜和硬脑膜)所覆盖(图 124)。神经在视交叉处分裂(图 129),形成视束,随后在外侧膝状体形成突触。

当眼内神经节细胞或眼外视神经受损时,正常的粉红色或橙色视盘可能会变苍白(图 116)。

在青光眼中,苍白与视盘凹陷(大视杯)有关(图 117 和图 340)。与其他原因导致的视神经疾病相比,青光眼引起的视神经疾病不会导致瞳孔对光反应减弱和明显的色觉丧失。

导致视神经纤维丧失的眼内原因

青光眼是一种因高眼压导致视神经恶化的疾病。它是引起视神经病变的最常见原因。因此,本书有一整章专门讨论青光眼(见第 7 章)。

由视网膜动脉、静脉阻塞或糖尿病性毛细血管闭塞导致的视网膜缺血可

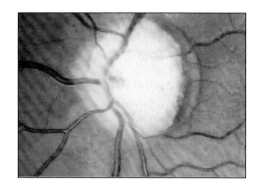

图 116　由缺血、离断、毒性或炎症导致的苍白的视神经萎缩。

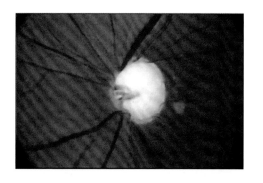

图 117　青光眼引起的视神经萎缩伴大视杯。

能会造成神经节细胞损伤,导致视盘苍白。病理性近视眼轴伸长、视网膜色素变性、脉络膜视网膜炎和许多不常见的视网膜疾病会引起神经节细胞层变薄。

导致视神经纤维丧失的眼外原因

当视盘附近的神经发生炎症时(视神经炎),可以通过检眼镜看到视乳头炎。视乳头炎的体征包括视盘周围的火焰状出血、玻璃体内细胞,以及视盘边缘模糊(图118)。视神经炎可能导致视力变暗、中心视力下降、瞳孔对光反应减弱、色觉下降、眼睛转动痛。

当光线照射到正常眼睛时,两个瞳孔会收缩。这被称为互感性对光反射。视神经(CN Ⅱ)的损伤会减弱瞳孔直接对光缩小。由于互感性对光反射正常,当光线照射对侧眼时,患眼可以很好地缩小。用灯光在两眼之间来回照射,称为摆动光试验(图119),由于互感性对光反射显著减退,当光照射到有视神经病变的眼睛时会出现瞳孔散大。这被称为马方综合征瞳孔,对诊断视神经炎有

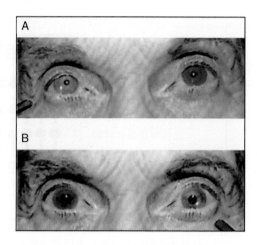

图119　摆动光试验。(A)当光照到正常的右眼时,两个瞳孔都会收缩,这是由于互感性对光反射。(B)患有视神经炎的左眼瞳孔随着光线的照射而放大,因为互感的刺激消失了。

帮助。另外,在视神经炎中,患者声称当光线来回照射时,患眼的光线会变暗。

50%的视神经炎病例是由多发性硬化症引起的。多发性硬化症是一种慢性复发性疾病,通常在第30~50年间发病,确立诊断需要有包括多个受累部位的病史。它有部分遗传和自身免疫性病因,引起中枢神经系统的多处脱髓鞘(图120)。由于 CN Ⅲ、CN Ⅳ或 CN Ⅵ麻痹导致复视或视力下降常常是本病的第一个症状。在多发性硬化症中,视神经炎的发生往往不伴有视乳头炎。由于脑膜鞘内的疼痛纤维覆盖在神经上,越靠后部的视神经受累,在眼球转动的时候越痛。大剂量皮质类固醇可缩短视神经炎持续的时间,但对最终的视力丧失没有什么作用。脑部 MRI 显示脱髓鞘斑块(图120),腰部穿刺(脊髓

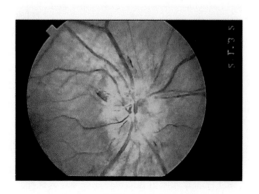

图118　视神经炎伴乳头炎。

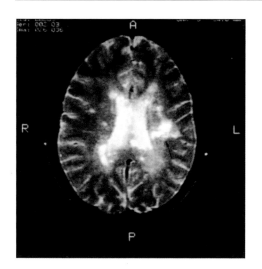

图 120　大脑的磁共振成像(MRI)。高强度的白色区域对应于脱髓鞘斑块,在 90% 的已知多发性硬化症病例中都存在这种斑块。眼眶的磁共振成像可显示视神经发炎的增厚。

穿刺)时,脑脊液中含有一条以上的寡克隆免疫球蛋白带,这些都支持诊断。

　　第二种最常见的视神经炎病因是动脉硬化引起的非炎症性(非动脉炎)缺血。这通常会导致老年患者急性单侧无痛性视力丧失(平均年龄为 60 岁),除了根除全身循环系统的危险因素外,没有其他明确的治疗方法。对于年龄超过 50 岁的患者,缺血可能有自身免疫原因,通常要考虑到巨细胞动脉炎(GCA)的可能性,也称为颞部或颅内动脉炎 (图 121 至图 123)。如果不能及早发现 GCA,可能会导致双眼失明,甚至是死亡。

　　其发生率随着时间的推移而急剧上升。除了有典型视神经病变的症状外,患者还可能有头皮触痛、咀嚼时疼痛、关节炎、体重减轻、食欲缺乏和乏力。红细胞沉降率升高(常常超过 100)、C 反应蛋白升高、颞动脉活检阳性可以确诊。高度怀疑该病时应及时给予大剂量静脉注射甲泼尼龙(1g/d),即使几天内不能进行活检,也应开始治疗。然后,根据患者的体征和症状,可开具长期口服皮质类固醇的处方。如果不能耐受皮质类固醇,那么替代治疗包括妥珠单抗或

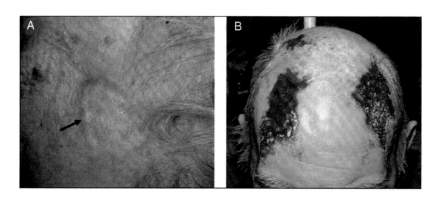

图 121　两个典型的颅内动脉炎临床表现。(A)图像显示左侧颞动脉肿大和结节,触摸时有触痛,无脉搏。(B)一例巨细胞动脉炎患者的头皮出血性坏死。(*Source*: Campbell et al. *Clin. Experiments Dermatol.*, 2003, Vol. 28, pp. 488–490. Reproduced with permission of Wiley.)

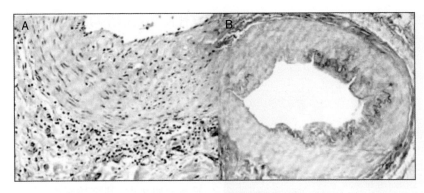

图122 巨细胞动脉炎患者颞动脉活检的组织病理学检查。(A)苏木素和伊红染色显示内膜有淋巴细胞浸润。(B)弹性组织染色显示内弹性层的碎裂和内膜增生。

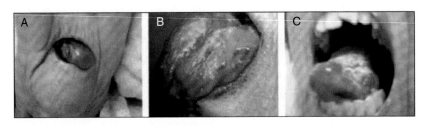

图123 由巨细胞动脉炎引起的口腔缺血性病变的3个病例。(A)舌头和嘴唇梗死的患者。(B)舌头发绀和水肿。(C)舌头的坏死性病变。(*Source*: M. Goicochea, J. Correale, L. Bonamico et al., *Headache*, 2007, Vol. 47, pp. 1213–1215. Reproduced with permission of Wiley.)

甲氨蝶呤。

视神经病变的不常见原因包括药物、吸烟或酒精中毒,叶酸或维生素 B$_{12}$ 缺乏,以及流行性腮腺炎、麻疹、流行性感冒、梅毒、肺结核和肉瘤病等感染。还应考虑甲状腺眼眶病肿瘤或颅内压升高对视神经的压迫。

常见脑肿瘤

脑膜瘤起源于覆盖在大脑和脊髓表面的三层细胞膜,三层腹由外向内分别为硬脑膜、蛛网膜和软脑膜。它是最

常见的中枢神经系统肿瘤,97%是良性的,但有 2%~3% 可能是恶性的。它们占所有脑和脊髓肿瘤的 30%。除非影响视力,视神经鞘膜瘤通常不予任何治疗(图124)。

神经胶质瘤来自围绕和滋养神经细胞的肿瘤。它们占所有脑和脊柱肿瘤的 30%,其中 80% 是恶性的。

脑垂体只有豌豆大小。大多数肿瘤是良性的,被称为脑垂体腺瘤(图81和图140)。它们以其分泌的激素类型来命名,如促肾上腺皮质激素(ACTH)、生长

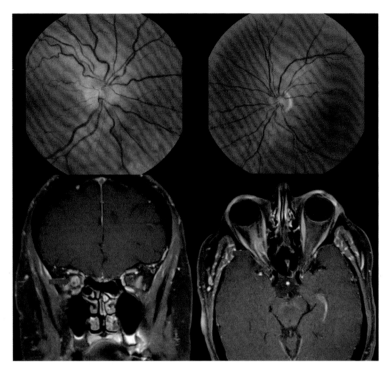

图 124　视神经脑膜瘤的磁共振成像，视盘外观呈继发性视乳头水肿样。单侧视盘充血是由于静脉流出受阻，这必须与视乳头水肿区分开，后者是由于颅内压升高导致双侧视盘边缘模糊不清。(*Source*: Courtesy of University of Iowa, Eyerounds.org.)

激素(GH)、催乳素、促甲状腺激素(TSH)、生殖激素如促卵泡激素(FSH)，以及黄体生成素(LH)。无功能的垂体瘤不产生任何激素，甚至可以抑制正常的激素分泌，导致垂体功能减退症。大约 17% 的美国人可能有这种肿瘤而不自知。它们很少会变成癌症，一旦发生则被称为垂体癌。

特发性颅内高压(通常称为假性脑瘤)主要影响 20~40 岁的年轻、肥胖女性。脑脊液(CSF)对视神经的压迫可引起视乳头水肿(图 475 至图 478)，随后出现视神经萎缩。可通过 CT、磁共振成像和腰椎穿刺可以确诊。CSF 压力>25cmH$_2$O 时，脊髓穿刺呈阳性。初步治疗包括减轻体重、口服乙酰唑胺和低钠饮食。如果这种保守治疗不成功，从脑室到腹腔进行分流可以降低压力。当头疼成为主要问题时，切开引流通常是首选的治疗方法。切开同侧视神经周围的脑膜可以将 CSF 引流到眼眶中，当视神经受压而导致视力下降时，通常选择这种方法。

瞳孔

两个瞳孔等圆,直径为 3~4mm(图 130)。瞳孔不等大是指瞳孔大小不同,4%的正常人可能有多达 1mm 的差异。瞳孔缩小是指收缩的瞳孔,瞳孔扩大是指散大的瞳孔。瞳孔的大小是由交感神经支配的开大肌和通过 CN Ⅲ 的胆碱能控制的括约肌控制(图 125 和图 130,表 8)。

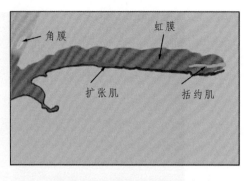

图 125 眼前节横切面显示虹膜–角膜交界处,以及控制瞳孔大小的环形括约肌(绿色所示)和放射状扩张肌(蓝色所示)。(*Source*: Courtesy of Pfizer Pharmaceuticals.)

交感神经

虹膜扩张肌和提上睑的 Müller 肌都受交感神经的支配,交感神经起于下丘脑(图 126),沿脊髓下行。在 C8~T2 处形成突触,然后穿过肺尖。它在颈部上升,形成突触,并沿着颈动脉进入颅骨和眼眶。它会在受到"战或逃"的刺激时放大瞳孔。该神经损伤可导致 Horner 综合征(图 127):失语、眼睑下垂和少汗(失水症)。

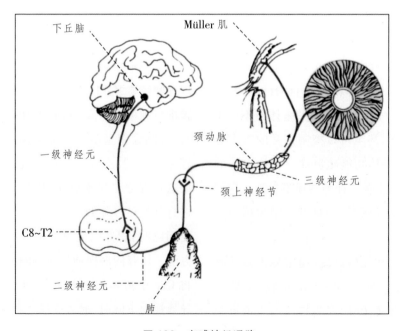

图 126 交感神经通路。

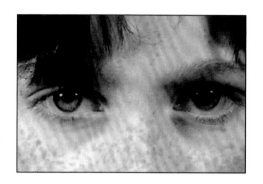

图 127　右侧 Horner 综合征。伴随的同侧颈部疼痛高度提示颈动脉壁夹层,应立即转到急诊室进行血管成像。如果早期发现,抗凝治疗可以防止脑卒中(图 128)。

瞳孔光反射(图 129)

光线照射在视网膜上,刺激视神经,视交叉和视束。这时,它从视觉通路刺激到中脑的 EW 核。瞳孔纤维离开 EW 核,与 CNⅢ 伴行,并在眼眶的睫状神经节处形成突触。它支配着虹膜括约肌。光线照射一眼会使该眼瞳孔和另一眼瞳孔同时收缩。后者的收缩被称为间接对光反射。当眼睛从视远到视近动用调节时,两个瞳孔也会收缩。这种正常状态被称为 PERRLA——瞳孔等圆,对光和调节有反应。当发生 Horner 综合征时,应考虑进行大脑、颈部和上胸部的 MRI 检查。在儿童中,如果没有其他明显的原因,如出生时的外伤,应排除神经母细胞瘤。

Horner 综合征的病因:

- 一级神经元:脊髓创伤、肿瘤、脱髓鞘疾病或鞘膜积液。
- 二级神经元:肺尖部肿瘤、甲状腺肿、颈部损伤或手术。
- 三级神经元:颈动脉夹层、偏头痛、海绵窦或眼眶疾病。

瞳孔的不规则有助于确定脑外伤、脑卒中和脑干死亡的严重程度。后者可能在发病后立即出现瞳孔扩大。而在 3 小时至 4 天后,当尸体开始僵硬,瞳孔可能会缩小。当瞳孔不等大、散大或缩小时,则认为脑外伤和脑卒中的情况危急。此外,如果出现意识丧失、头晕、鼻腔或口腔流出血性或透明液体,并伴有其他神经系统的症状或体征,处置时应更加谨慎。

成瘾的娱乐性药物会引起相反的瞳孔变化。阿片类药物如芬太尼、可待

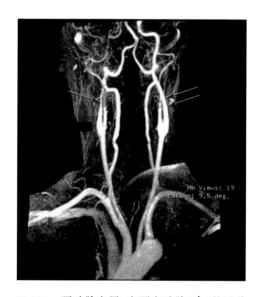

图 128　颈动脉夹层:右颈内动脉(↑)的磁共振血管成像(MRA)显示血流减少。左侧颈内动脉正常(↑↑)。它通常在创伤后发生,是 25% 的年轻人(平均年龄 47 岁)脑卒中的原因。

因和吗啡会导致瞳孔缩小，而安非他明（"快快"）和可卡因会导致瞳孔放大。

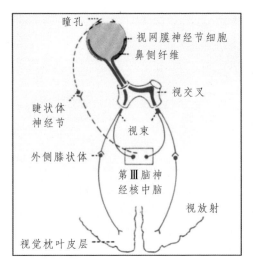

图 129　瞳孔光反射。

艾迪瞳孔(强直性瞳孔)

这是一种散大的瞳孔，直接和间接光反射减弱。它对调节反应缓慢，最终比对侧眼瞳孔更小，并维持更小的状态，因此被称为强直性瞳孔。它是由睫状神经节的良性缺陷所致(图 129)。因此去神经元超敏反应会引起强直性瞳孔，在滴用弱胆碱能药物，如 0.1%的毛果芸香碱时，会比对侧眼出现更强烈的收缩。

视野检查

每只眼睛的视野在水平方向可达170°，在垂直方向为130°。用 Snellen 视力表记录的 20/20 仅说明中央凹 5°和黄斑区 17°范围内是正常的。

● 阿姆斯勒网格。这种手持式黑色十字线卡片检测的是中央 20°的视野。波浪线代表视物变形，是视网膜皱褶的典型特征，在湿性黄斑变性中特别常见(图 131 和图 590；另见附录 2)。

表 8　小瞳孔(缩小)和大瞳孔(扩大)的原因(图 125)

括约肌刺激	交感神经抑制	括约肌抑制	交感神经刺激
↑胆碱能	↓交感神经	↓胆碱能	↑交感神经
毛果芸香碱(治疗青光眼)	Horner 综合征(图 126 和图 127)	a.抗胆碱能药物(表 10，第 67 页)，用于扩大瞳孔。缓解胃肠道和膀胱过度活动症状的药物	去氧肾上腺素(用于扩大瞳孔)安非他明
虹膜炎(图 395)	β受体阻滞剂		(兴奋剂)可卡因口服或外用减充血剂
CN Ⅲ	a.用于血压的阿替洛尔-美托洛尔	b.CN Ⅲ麻痹(图 98 至图 100)	"战或逃"性焦虑
	b.用于青光眼(表 13，第 125 页)的噻吗洛尔	c.括约肌损伤，多见于前房积血(图 369)或窄房角青光眼眼压超过 40mmHg(图 371)	
		d.艾迪瞳孔	

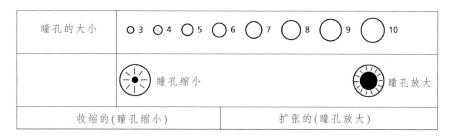

瞳孔的大小	○ 3　○ 4　○ 5　○ 6　○ 7　○ 8　○ 9　○ 10	
	瞳孔缩小	瞳孔放大
收缩的(瞳孔缩小)	扩张的(瞳孔放大)	

图 130　瞳孔变化。

● 平面视野计是一个黑色的背景（图 132）。它测量视野中央 60°的范围。患者坐在距离屏幕 1~2m 处，遮住一只眼睛。检查者向中心位置移动一个小白球，直到患者第一次看到它。可逐渐增大物体来检测盲区。

● 半球形视野计（图 133）测试整个水平方向 170°和垂直方向 130°的视野。自动视野计价格昂贵，但可以节省检查者的时间，并提供视野检查记录。在一个位点上，投射出的光量会越来越强，直到患者可以看见。

● 当没有设备时，面对面检查法是一种粗略的筛查方法。患者坐在检查者对面。患者闭上右眼，检查者闭上左眼。两人都注视着对方睁开的眼睛。检查者将一个物体从周边向中心移动，两个人应同时看到该物体。这个方法是将患者的视野和检查者的视野进行比较。

眼部和视神经疾病导致的暗点

暗点是指视野的部分丧失。相对暗点是指某些视野区域看不到小物体，但能够感知较大的刺激。绝对性暗点是完

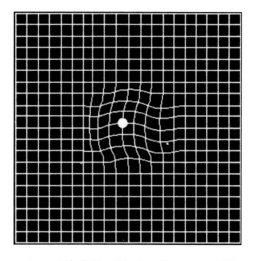

图 131　阿姆斯勒网格。湿性黄斑变性的变形。

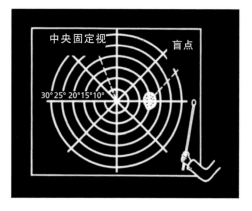

图 132　正面视野计屏测试中央 60°。当自动测距法难以进行时，它可用于监测视乳头水肿时盲点的扩大。

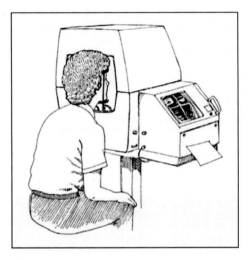

图 133　一个自动的半球形视野计测试中央和周围的视野。

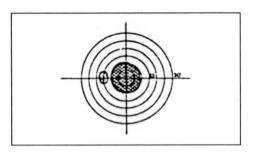

图 135　中央暗点。

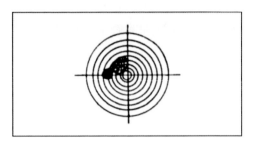

图 136　旁中央暗点。

全的盲区。闪烁性暗点包括闪烁的光（闪光幻视）。

　　正常的盲点是位于中央固定点颞侧 15°的绝对暗点，与无视杆细胞和视锥细胞的视盘相对应。它应首先被绘制出来（图 134）。如果没有盲点，则应考虑检查的有效性。

　　中央暗点（图 135）发生于黄斑变性。中央和旁中央暗点（图 136）是视神经病变的主要特征。

　　单侧上下偏盲是水平经线以上或

以下的缺损，多由上或下视网膜动脉或静脉闭塞和视网膜脱离引起（图 137）。

脑部病变引起的暗点（图 138）

　　视野缺损有助于定位大脑病变的部位。光线聚焦在视网膜颞侧，通过视神经并刺激同侧的枕叶皮层，而鼻部视网膜的纤维冲动穿过视交叉刺激对侧大脑（图 139）。因此，视交叉或视交叉

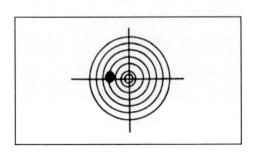

图 134　正常的盲点。

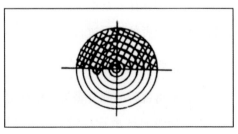

图 137　上下偏盲。

1	◑ ◑	右侧同侧偏盲是由左侧枕叶皮层的病变所致
2	◑ ◑	在视交叉中,双眼的鼻侧轴突交叉(图 138)。垂体瘤(图 140)压迫这些纤维导致双颞侧偏盲。由于垂体位于视交叉下方,所以鼻下纤维更容易受累。因此,双侧颞上损伤是最常见的
3	◑ ◔	视束病变引起不一致的偏盲;即两眼的偏盲不相等
4	◔ ◔	视放射损害往往是部分的,因为纤维的分布非常广泛。顶叶肿瘤损伤左侧视放射的上半部分,会导致同侧下 1/4 象限缺损
5	◑ ◔	枕叶皮层的病变通常会引起部分同向偏盲, 通常是由血管引起的,但肿瘤、外伤和脓肿也很常见(图 81 和图 141)

图 138　脑部疾病引起的视野损伤(暗点)。

后的损伤会导致双眼视力下降，以及垂直正中线的视野缺损。如果损伤程度对等且在同一侧，则称为同向的（图 138 注释 1、4、5）。如果它们在同一侧不相等，则被称为非一致性（注释 3）。如果它们位于双眼的相反方向，则被称为双颞侧或双鼻侧(注释 2)。

色觉

色觉取决于识别三原色的能力：红、绿、蓝。使用石原或美国光学假同色图检测有 7%的男性和 0.5%的女性有遗传性视觉异常。色觉丧失会限制一个人成为电工或空中航线飞行员，或从事任

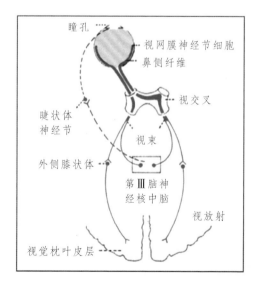

图 139　视觉通路的病变。(*Source:* Alila Medical Media/Shutterstock.com.)

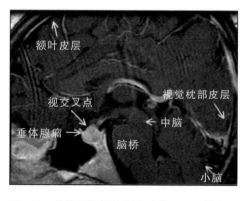

图 140　垂体腺瘤压迫视交叉的 MRI，视交叉位于它的前方和上方。(*Source:* Courtesy of Sandip Basak, MD.)

何需要辨别颜色的职业。后天性色觉异常可能是由视网膜或视神经疾病导致的，其中最常见的是视神经炎。在获得性病例中，应分别测试每只眼睛，并对比两眼间的差异。

影响视力的循环系统异常

大脑的血液供应来源于颈部前外侧的两条颈动脉和穿过颈椎的两条椎动脉（图81和表9）。Willis环将这4条动脉相互连接起来，如果一条动脉受阻，也可以将血液输送到大脑的所有区域。50岁以下出现短暂性视力丧失往往是由脑动脉的偏头痛性痉挛造成的，见于20%的女性和10%的男性。常见的诱因可能包括强光和某些含有硝酸盐的食物，如"熟食"肉类。这可能与短暂的闪光有关，类似于锯齿样线条（闪光，图141），并伴有头痛。它可能发展为同侧偏盲，持续时间为15~20分钟。对于偏头痛患者，如果神经系统症状持续超过12小时，特别是无视觉方面的主诉，应前往医院的急诊科。

在老年人中，由于血流减少或心脏疾病导致的短暂模糊被称为短暂性脑缺血发作（TIA），也被称为"小中风"。这种发作是由胆固醇、纤维蛋白或钙化的血栓从斑块、颈动脉（图81、图143、图582、图584至图586）或心脏的异常情况中释放出来所导致。当这些血栓通过眼部或大脑视觉皮层时出现症状，通常持续不到半小时，但持续时间可能长达24小时。如果持续时间更长，可能会变成永久性阻塞，称为脑卒中。

5%的TIA患者会在一个月内发展成脑卒中（脑血管意外，CVA）。因此，即使在患者到达门诊时症状已经消失，也应该提醒他们注意永久性脑卒中的风险，并建议他们近期去看一下保健医生。如果检查后TIA仍有发生，他们应被直接送到急诊室，因为有可能会发展为脑卒中。20%~80%的脑卒中是由血栓或血栓引起的缺血性脑卒中（图142），13%是由动脉瘤破裂引起的出血性脑卒中（图81、图101、图102和图144）。后者有较高的致死风险。在急诊室，可以对患者进行全面的评估，看他们是否符合接受静脉组织型纤溶酶原激活剂（tPA）的严格准则。从出现缺血症状开

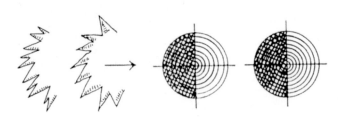

图141　闪光，被称为闪烁暗点，在偏头痛中常见。在这个病例中，它发展成了左侧同侧偏盲。

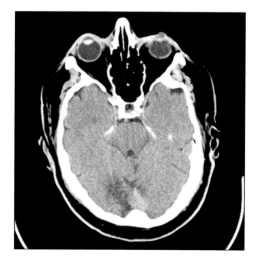

图 142　右枕部梗死的 CT。(*Source:* Courtesy of Rand Kirkland, MD.)

始，有 3~4.5 小时的时间窗可以使用这种溶栓药物，使脑卒中的康复机会增加 30%~50%。通常在急诊室首先进行 CT，以确定是缺血性而不是出血性。只有这样才能安全地使用 tPA。要明确间歇性视力模糊不是由于干眼症，这在老年人中也很常见。

血液循环减少的测试

无创的双相超声检查可以显示颈动脉狭窄和血流减少。如果是阳性，可能需要做 CT 血管造影。侵入性动脉导管血管造影不常使用，因为有 1% 的机会发生与手术有关的脑卒中（图 143），但它仍然是金标准。颈动脉内膜切除术可用于有症状（高风险）的 50% 狭窄患者或无症状的 70% 狭窄患者（见表 9、附录 1、图 582 至图 586）。

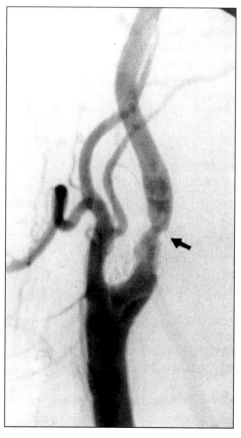

图 143　颈内动脉狭窄的造影图。

大脑中的左右海绵窦将上、下眼静脉从眼眶和面部排出。通过这些静脉窦的是颈内动脉、CN Ⅲ~Ⅵ 和交感神经（图 144）。

颈动脉-海绵窦瘘通常是由海绵窦内的颈动脉动脉瘤的创伤引起的（图 144 至图 147）。它将高压动脉与低压静脉循环连接起来，导致有杂音的搏动性眼球突出，以及迂曲的"螺旋的"结膜血管。通过颈动脉造影显示增大的上眼静脉逆流入眼眶，而不是向海绵窦引流，

表9 因血流受阻而导致的视觉障碍(图81)

	颈动脉循环	大脑后部循环
病因	心脏异常或颈动脉粥样硬化会导致视网膜和大脑栓塞	影响椎动脉的颈部疾病或来自动脉粥样硬化的血栓
症状	单侧幕帘状遮挡持续数分钟(一过性黑蒙):很少出现头痛、意识模糊、对侧偏瘫	双眼偏盲:通常表现为头痛、头晕、复视、跌倒或耳鸣
检查	可闻及颈动脉杂音、多普勒超声造影和心脏评估	脑部CT和MRI(图142)和心脏评估
处理	立即溶栓(tPA)抗凝药物、动脉内膜切除术或支架	tPA、抗凝药物或支架

可明确诊断。

这需要与可导致非搏动性眼球突出的海绵窦血栓形成进行鉴别。后者通常是由感染通过上、下眼静脉进入海绵窦所致。磁共振成像可显示海绵窦增宽。颈动脉–海绵窦瘘和海绵窦血栓是引起眼球突出的两个原因,类似于眼眶蜂窝织炎(图226和图227)。这两种情况的共同点是,眼眶蜂窝织炎是:结膜血管充血和球结膜水肿(图227和图

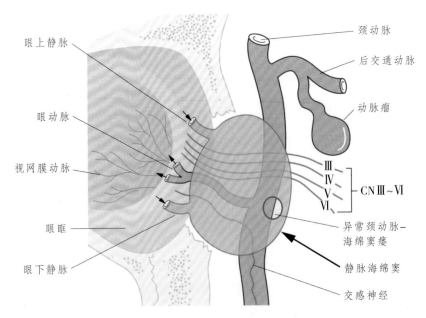

图144 通过静脉海绵窦的结构是颈内动脉,CN Ⅲ~Ⅵ,交感神经,上、下眼静脉,视网膜和眼动脉。注意两个异常情况:①颈动脉–海绵窦瘘;②后交通动脉及其动脉瘤压迫CN Ⅲ。

228);眼睑经常肿胀闭合;CN Ⅲ~Ⅵ和交感神经可能受累。眼眶蜂窝织炎通常是单侧的;海绵窦血栓形成通常是双侧的;颈动脉-海绵窦瘘是单侧的,除非左右窦之间有大的连接点。

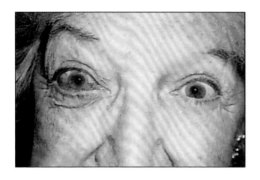

图 145　颈动脉-海绵窦瘘,引起突眼和"软木塞"样血管扩张。

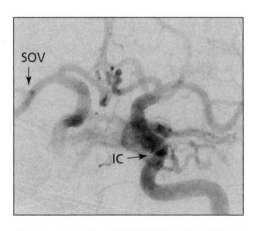

图 146　颈动脉-海绵窦瘘导致双侧 CN Ⅵ 麻痹。向股动脉注射对比剂,显示眼上静脉(SOV)扩大、反流和海绵窦内的颈内动脉(IC)。

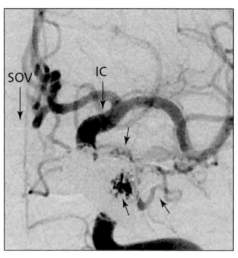

图 147　通过股动脉注射对比剂进行脑血管成像,并通过上睑皮肤褶皱处的小切口将可拆卸铂金栓塞线圈置入眼上静脉。注意由血栓形成和眼上静脉(SOV)狭窄而导致海绵窦湮没,血液不断地通过颈内动脉远端(IC)离开海绵窦。(*Source*: Courtesy of Stavropoula I. Tjumakaris, MD, and Robert Rosenwasser, MD, Thomas Jefferson University Hospital.)

第 4 章

外部结构

这个世界更多的是由外表,而不是由内涵来支配。

——达尼尔·罗伯斯特

本章内容从介绍 4 个 L 开始:淋巴结(Lymph nodes)、泪腺系统(Lacrimal System)、眼睑(lids)和睫毛(lashes)。

淋巴结

外侧结膜淋巴引流到耳前淋巴结,鼻侧结膜淋巴引流到颌下淋巴结 (图 148),肿大或触痛的淋巴结有助于区分眼睑和结膜的过敏性/感染性炎症。

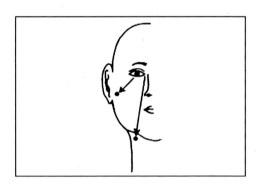

图 148 淋巴引流。

泪腺系统

每次瞬目(每 4 秒 1 次)相当于一次泪液泵的作用,泪水进入泪小点,经由泪小管、泪囊及鼻泪管进入鼻腔(图 149)。如果患者能够按压泪小点,并且闭眼 60

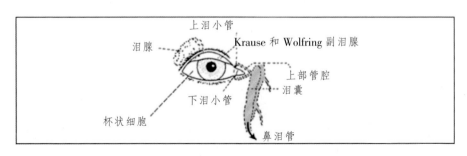

图 149 泪腺系统。

秒,那么将最大限度地减少泪液流入鼻腔,减小全身副作用,同时还能够提高眼药水在结膜囊内的停留时间,增强药效(图 150 和图 151)。

泪膜是由外部的脂质层、中间的水液层和深层的黏蛋白层组成(图 152)。

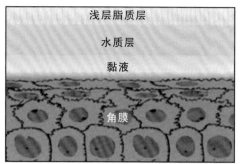

图 152　泪膜。

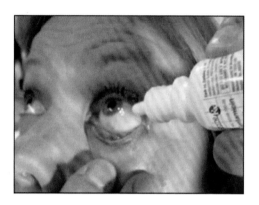

图 150　患者用一只手像握铅笔一样握住瓶子,另一只手在抬头时将下睑拉下,就可以滴一滴。如果患者躺下以稳定头部,那就更容易了,但有些人更喜欢照镜子。

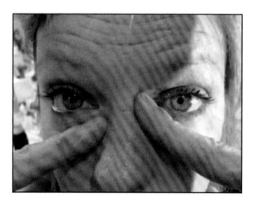

图 151　给予滴眼液后,让患者推压上、下泪小点 60 秒。这样可以最大限度地减少药物进入鼻腔后的全身副作用,并最大限度地增加眼睛的接触。请患者展示他们的技术。图片显示左侧眼的正确做法。

脂质层、水样层和黏蛋白层的减少均可导致干涩、刺痛、异物感、眼痛、视物模糊和受刺激而流泪等症状。据报道,干眼症(DED)影响 5% 的普通人群,9% 的更年期女性和 34% 的老年人。在大多数外眼感染的情况下,泪膜具有高度传染性。到目前为止,在艾滋病患者中,只认为血液和泪液具有传染性。在任何情况下,都要做到一患一洗手。

表面的脂质层是由上、下眼睑的睑板腺分泌的(图 153),当瞬目时,它可以防止眼睑干燥,并润滑眼球。几乎一半的美国人存在睑板腺功能障碍,表现为牙膏状分泌物(图 154),偶尔伴有感染,被称为后睑缘炎。这是引起干眼疾病最常见的原因。在临床中,每天都会遇到这样的患者。

水液层具有防御感染、清除杂物、填补上皮间不规则界面的作用。70% 的水液层是由来源于结膜的副泪腺——Krause 腺和 Wolfring 腺分泌的(图149)。而主泪腺(图 149)的主要作用是对情绪和眼部刺激反射性地分泌泪液。角膜反

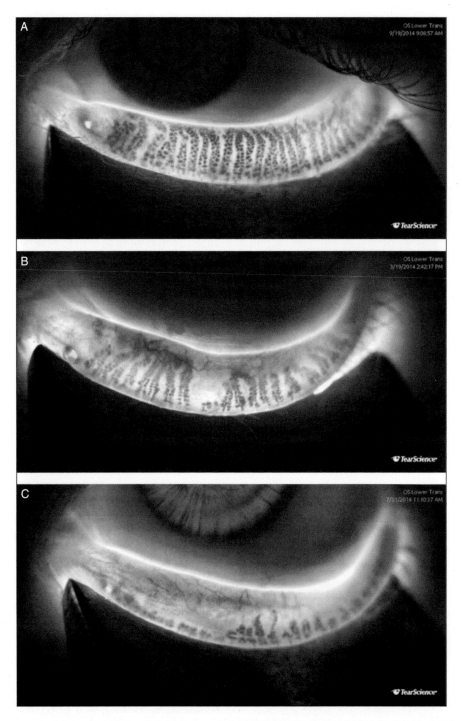

图 153 上睑有 35 个睑板腺,下睑有 25 个。它们的功能障碍是导致干眼症和眼表感染的最常见原因。透照法睑板腺成像显示了睑板腺腺体。(**A**)正常。(**B**)局部缺失。(**C**)严重缺失。(*Source: Courtesy of LipiView Ⅱ with DMI, Tearscience.*)

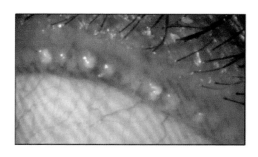

图 154 上、下眼睑的睑板腺,正常情况下分泌透明、油性的睑板腺分泌物。在这种情况下,该腺体功能失调,有白色糊状分泌物。(*Source*: Courtesy of Michael Lemp, MD.)

射弧的传入神经是三叉神经(CN V),传出神经是面神经。作为感觉神经,三叉神经的损坏可引起干眼和其他眼表改变(神经性角膜炎),可能的原因包括 LASIK 和 PRK 手术、糖尿病和单纯疱疹病毒性或带状疱症病毒性角膜炎。传出神经——CN Ⅶ的损害,如贝尔麻痹消失,可造成不完全瞬目,甚至眼睑闭合不全(尤其是在夜间)。角膜知觉(CN V)的检查手段是使用无菌棉签尖端触碰角膜,并比较瞬目反应。有许多种类的药物可减少水液层的分泌量,包括利尿剂、β受体阻滞剂、镇静剂、抗抑郁药、抗组胺药、抗帕金森药、膀胱解痉药、胃黏膜保护剂和促胃动力药。水液层和黏蛋白层成分的减少还和年龄及系统自身免疫性疾病的炎症相关,如干燥综合征(眼干、口干、关节炎)。其最终可导致炎症性眼表上皮疾病,称为干燥性角结膜炎。50% 的干燥综合征患者有风湿性关节炎或系统性红斑狼疮,后两者也可单独引起干眼。这 3 种自身免疫性疾病的常用治疗药物是羟氯喹。

黏蛋白层是由杯状细胞分泌的,占结膜细胞的 5%~20%。黏蛋白可裹挟脱落的细胞、细菌,以及其他异物,并将其冲刷至鼻腔。绝经时,杯状细胞会减少;任何可以造成结膜损伤的情况均可造成杯状细胞减少,如 Stevens-Johnson 综合征(图 10)、眼类天疱疮(图 303 和图 304)、沙眼(图 308)、碱烧伤(图 254 和图 255),或者维生素 A 缺乏(图 155)。后者会导致结膜上皮细胞障碍,致使水液层和黏液均减少(图 240)。维生素 A 缺乏可能是由于饮食不良或吸收不良,如胃旁路术治疗肥胖而造成的吸收不良。维生素 A 缺乏导致视力下降的主要原因是干燥性角膜炎或需要维生素 A 来生成视紫红质的视网膜视杆细胞感受器

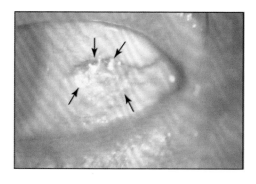

图 155 白色的毕氏斑(t)是由维生素 A 缺乏引起的结膜角质化。这些病变出现在眼周区域。[*Source*: Ahad, M., Puri, P., Chua, C. et al. Bitot's spots following hemicolectomy. *Eye*, Vol. 17, pp. 671-673 (2003). https://doi.org/10.1038/sj.eye. 6700427.]

功能不良。如果维生素 A 过量,也是有毒性的, 会引起颅内压增高伴随视力下降(图 475 至图 478)。

干眼可造成短暂性角膜混浊,从而造成视力模糊,这种视物模糊必须与短暂性脑缺血发作(小中风)区分开来,特别是对于可能易患这两种情况的老年人。

干眼的诊断可以通过角膜上皮细胞的点状混浊(图 156、图 248 和图 249)和使用钴蓝光照射时,基底基质的荧光素着染来明确。在钴蓝光的照射下,底层基质会被染色。泪膜层的完整性是通过测试泪膜破裂时间(TBUT)来评估的(图 156)。Schirmer 试验测量眼睛表面的泪液。滴入一滴麻醉剂,并将一条折叠的滤纸放在结膜表面(图 157)。5 分钟内湿润的滤纸少于 10mm,就可以推测为干眼症。21%的干眼患者存在 Schirmer 测试结果异常,50%的干眼患者可见角膜荧光素染色异常,60%的干眼患者可

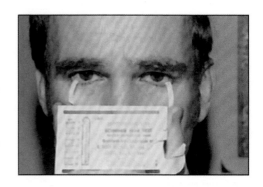

图 157　泪液分泌试验。

见结膜丽丝胺绿染色异常, 以及 TBUT 异常。丽丝胺绿能特异性地使变性的结膜上皮着染(图 158)。

干眼在白天用人工泪液治疗,晚上使用眼药膏。市场上有许多眼药膏,主要因其黏度、成本和是否含有防腐剂而不同。黏性制剂,特别是软膏,可以最大限度地延长作用时间, 但会干扰视力,因此在睡眠时应优先使用。干眼的症状在夜间眼睑闭合不全的情况下更为常见,如上睑下垂(图 251);Bell 麻痹(图

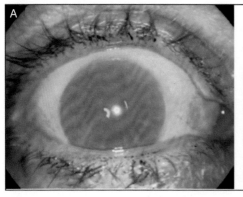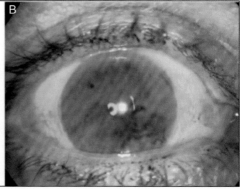

图 156　泪液破裂时间(TBUT)。**(A)**放在正常角膜上的荧光素,用钴蓝光观察,其外观均匀。**(B)**当眼睑张开时,图案可能在 10 秒前异常破裂。(*Source:* Courtesy of Elliot Davidoff, MD.)

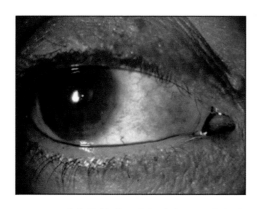

图 158　脱落的结膜上皮细胞的丽丝胺绿染色。干眼症患者的染色密度增加,通常在睑裂区。(*Source*: Courtesy of Eric Donnenfeld, MD, NYU Medical Center.)

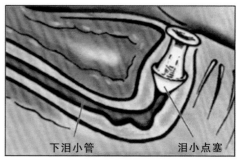

下泪小管　　泪小点塞

图 159　泪小点塞。问题包括 40% 的丢失、9% 的溢泪、10% 的眼部刺激,特别是无法从眼表冲走有毒和炎性的化学物质。(*Source*: Courtesy of Eagle Vision.)

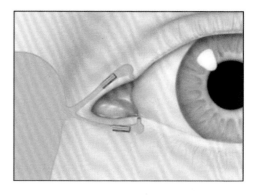

图 160　可吸收泪小点塞(不大于一粒米)可以插入泪道深处,以防止挤出。(*Source*: Courtesy of FCI Ophthalmics.)

111);Grave 病(图 1 和图 177);和睑外翻(图 174)。由慢性阻塞性肺疾病导致的睡眠呼吸暂停患者,使用持续气道正压(CPAP)可能会累及他们的眼睛,也会使病情加重。不幸的是,润滑滴剂的效果可能持续不到一个小时,往往导致过度使用。苯扎氯铵(BAK)——大多数眼药水中最常见的防腐剂——可能导致眼表毒性,特别是在局部使用降眼压药水的青光眼患者中。因此,可考虑使用不含防腐剂(PF)的局部滴眼液。如果不适症状持续存在,可以用可吸收性或永久性点状泪小点塞封闭泪小点(图 159 和图 160)。如果使用临时性泪小点塞能够改善慢性症状,则可以用烧灼器永久性关闭泪小点。可以通过使用室内加湿器来提高室内湿度,口服亚麻籽油(1000mg,2 次/天)可以增加睑板腺的分泌。使用电脑和阅读会抑制眨眼,而表

面泪液的干燥会加重干眼。应鼓励在使用电脑时有意识地眨眼。Restasis(环孢素眼用乳剂)或 Xiidra(立他司特)眼药水可以减少泪液分泌细胞的炎症,每天使用 2 次,可通过抑制 T 淋巴细胞诱导的炎症来增加泪液分泌。低剂量的固醇类滴眼液,如氟米龙(FML,0.19%),则很少使用。干眼可能引起角膜病变,从而导致视力波动。在进行角膜屈光手术或

白内障手术之前,记录其预后是至关重要的,因为手术本身可能会加重病情,从而引起患者的不满。间歇性视物模糊不应与老年患者的血管性疾病相混淆。

流泪(溢泪)

流泪是非常常见的主诉,而且往往很轻微。因此,不需要特意去做下述检查和治疗。

流泪(溢泪)的病因主要有以下两点。

● 由于情绪变化或眼睛受到刺激导致泪液产生增加;干眼也会导致刺激性反射性流泪。

● 泪液分泌正常,但不能正常引流到鼻腔。

引流功能障碍导致的溢泪

一旦排除了泪液增加导致的溢泪,需要进一步评估泪液由眼表引流至鼻腔的管道是否通畅。将荧光素钠置于结膜表面,如果荧光素染料消失缓慢或两眼的消失速度不一致,或者从结膜囊内溢出至面颊,则可推断有泪液引流受阻的情况存在(图161)。

泪液未能到达泪小点

这可能是由于下睑的水平松弛,减少了瞬目的泪液泵作用,或者是泪小点外翻,泪液与泪小点难以接触,如睑外翻时(图174)。这两种情况通常都可以通过手术将下眼睑收紧,进行全层楔形

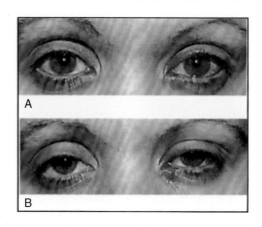

图161　**(A)** 双眼的荧光素。**(B)** 泪道阻塞阻碍了左眼染料的流出。

切除术来纠正。

泪小点或泪小管阻塞

由于老化、眼部药物、外伤和感染,特别是睑缘炎的影响,泪小点可能会变狭窄。

可以用宽直径的泪道探针来扩张泪小点和泪小管(图162)。如果泪小管仍然不通,可以用剪断式切口来扩大泪小点。如果仍然不成功,可以在治疗室用局部麻醉剂插入一个自固定的双泪小管支架(图163),并放置3个月。若溢泪主要是由泪小管功能异常引起的,可将 Pyrex 玻璃管插入,形成从结膜到鼻腔的瘘管。泪小管撕裂伤可以用探针进行修复(图162C 和图164)。该探针通过上泪小点朝向裂口方向。将一根硅胶管穿在上面并抽出,然后将探针穿过下泪小点,将硅胶管的另一端穿在上面并抽

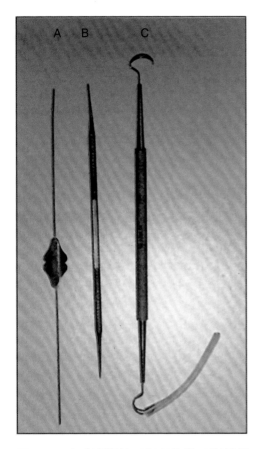

图 162　(A)穿刺探针。(B)扩孔器。(C)尾部探针。

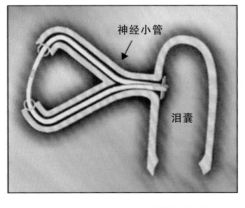

图 163　用于治疗点状狭窄或管状收缩的双耳支架。(*Source*: Courtesy of FCI Ophthalmics.)

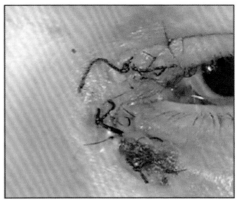

图 164　修复管腔撕裂。

出,形成一个连续的腔道。

以色列放线菌感染导致泪小管堵塞的情况罕见。在这种情况下,应切开管腔,清除沙粒状的凝结物。这种细菌对青霉素和磺胺类药物敏感。

鼻泪管堵塞引起溢泪

在成人中,阻塞是由慢性鼻腔炎症引起的。在婴儿中,鼻泪管在鼻部的远端开口称为 Hasner 瓣,1/9 的新生儿在出生时未能将其打开。虽然 90%的婴儿在 1 岁前会自动开放,但反复感染泪囊炎可能需要在 6~12 个月时进行治疗。在这些婴儿中, 可以在泪小点进行泪道冲洗和(或)泪道探通(图 165 和图 166)。同样的治疗也可用于成人。如果泪道仍然狭窄,可使用球囊导管拓宽泪道(图167)和(或)将硅胶支架通过泪小点、泪小管和鼻泪管插入鼻腔,并放置 2~4 个月。

如果它仍然关闭,在鼻骨上开一个

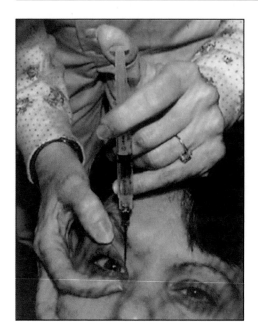

图 165 鼻泪管冲洗。

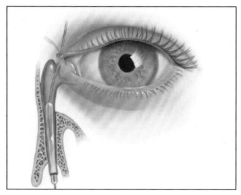

图 167 球囊导管泪道整形术：将无菌盐水注入球囊。(*Source*: Courtesy Quest Medical, Inc.)

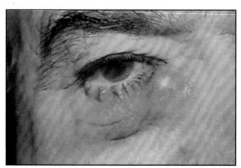

图 168 泪囊炎。

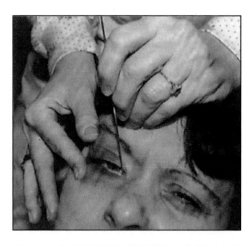

图 166 先天性梗阻的鼻泪管探查在第一次尝试后的成功率为 77%，第二次尝试后的成功率为 90%。

新的手术口,将泪囊黏膜与鼻黏膜缝合(泪囊鼻腔造口术,DCR)。除了流泪之外,手术的另一个适应证是泪囊的反复感染(泪囊炎,图 168),这是由泪液停滞造成的。DCR 手术的成功率为 85%。

泪囊炎的症状是泪囊肿胀和紧张,当对泪囊施加压力时,有脓液从泪小点溢出。治疗方法:按摩泪囊,使用鼻腔减压剂、局部治疗(表 10)和全身治疗使用抗生素,然后进行泪囊鼻腔造口术,打开鼻泪管。

眼睑

眼睑肿胀通常是由过敏引起的,在这种情况下,在两次发作之间,水肿会

表 10　常见的局部抗感染药物

聚维酮碘 0.5%——在大多数眼内手术前局部应用于眼部,持续 2 分钟。它具有广谱性。据报道,它能在这段时间内杀死 85% 的表面细菌

次氯酸 0.02%——一种非处方防腐剂(用于睑缘),用于治疗睑缘炎。通常是由白细胞分泌的抗感染成分;类似于"Clorox"中的一种成分和游泳池添加剂。它能在 30 秒内杀死 99% 的细菌

局部抗生素

多黏菌素 B——一种廉价的广谱滴眼液,用于治疗常见的细菌性结膜炎。它尤其受到儿科医生的欢迎,用于治疗铜绿假单胞菌和一些耐甲氧西林的金黄色葡萄球菌(MRSA)

环丙沙星和氧氟沙星——两者都是廉价的广谱氟喹诺酮类药物,它们通常是治疗常见的细菌性结膜炎和眼睑炎的一线用药。但需注意反复使用易产生耐药性

贝西氟沙星——一种较贵的广谱氟喹诺酮类药物,局部用于手术前后和影响视力的角膜溃疡。它的一个优点是从未被系统地使用过,因此抗药性较低

莫西沙星——一种不含防腐剂的广谱氟喹诺酮滴眼液,局部使用,也可在白内障手术中注射入前房,以预防眼内炎

妥布霉素和庆大霉素——两者都是氨基糖苷类药物,价格较低,具有广谱作用

10% 的硫代乙酰胺具有杀菌作用,价格低廉,如果对以前的杀虫剂滴剂产生过敏或耐药性,则不建议使用,可替代以前杀虫剂

巴曲霉素 500U/g、红霉素 0.3%、磺胺乙酰胺 10% 、妥布霉素 0.3% 和环丙沙星 0.3% 可作为普通软膏使用。由于它们会使视力模糊,故这些药膏首选在夜间使用,并可用于治疗睑缘(图 171)感染,如眼睑炎、鼻炎和受感染的睑板腺囊肿

外用抗病毒药物

Viroptic(三氟尿苷 1%)——一种常用于治疗疱疹性角膜炎的普通药物

Zirgan 凝胶(更昔洛韦)——一种较贵的抗病毒药物,可替代 Viroptic 治疗疱疹性角膜炎。它的角膜毒性较小,每天使用 5 次

消失,表现为明显的皮肤萎缩(图 169)。由体液潴留引起的依赖性水肿,在清晨会影响眼睑,在晚上会影响脚踝。测试

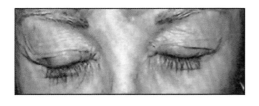

图 169　过敏后的皮肤萎缩。

后者的方法是压迫小腿前部,观察是否有一个长时间的凹陷。外伤性原因也很常见。较少见的是由甲状腺功能减退(黏液性水肿)和由眼眶肿块或海绵窦血栓或瘘管引起的眼眶静脉充血。

皮肤松弛症是由老化引起的皮肤松弛(图 170),由于皮肤的拉伸,反复发作的眼睑水肿会使病情加重。可能有可触及的眼眶脂肪通过眶隔脱出(图 172、

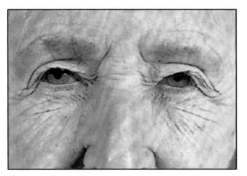

图 170　皮肤松弛症。

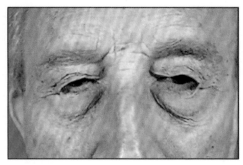

图 173　下眼睑下方可触及突破眶隔脱垂的脂肪。

图 173、图 218 至图 220)。由于美容原因，或因上睑下垂而妨碍视力，则可进行外科眼睑整形术。

　　睑外翻(图 174)是一种外翻的眼睑。它通常是由老年性眼睑松弛引起的。在长期使用滴眼液或眼药水的患者中，这

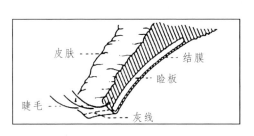

图 171　睑缘。灰线所示为皮肤黏膜交界。

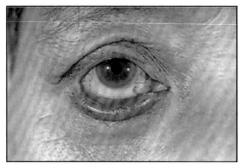

图 174　睑外翻的眼睑。

种情况会加重，因为这两种情况都会导致眼睑组织向下拉扯和减弱。不太常见的原因是 CN Ⅶ麻痹，如贝尔麻痹(图110和图 111)或下睑瘢痕皮肤的牵引。可用手术纠正。

　　睑内翻(图 175)是一种睑缘向内卷曲的眼睑病变。它可能是由瘢痕结膜的收缩、老年性眼睑松弛或眼轮匝肌的痉挛造成的。可通过手术得到纠正。睑裂是上睑和下睑之间的缝隙(图 177)。上睑下垂、甲状腺疾病导致的眼睑退缩、突眼(眼球突出，图 1)或眼球内陷(眼球凹

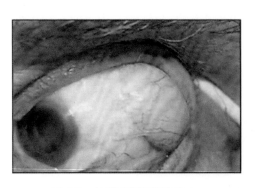

图 172　结膜下眼眶脂肪脱出。

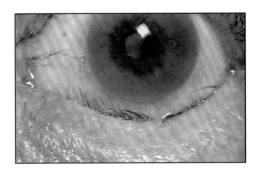

图 175　睑内翻:睑内翻导致倒睫(睫毛摩擦)。

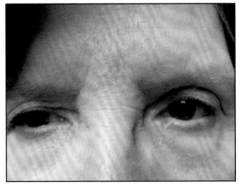

图 177　Grave 眼病的眼睑回缩导致左眼睑裂增大。

陷)都会造成睑裂大小的异常。如果睑裂在一侧较大，就会使人觉得一只眼睛看起来比另一只大，但几乎不可能是由眼球的大小不一造成的。罕见的病例包括先天性青光眼的眼球扩大(图372)和严重受损的眼球萎缩(眼球痨)(图 230)。

对于睑缘裂伤，必须小心对合，以防止出现畸形缺口。以灰线作为标记，使用 4-0 丝线穿过睑板边缘，准确对位(图 171)。如图 176 所示，广泛的眼睑撕裂伤应包括通过睑板和眼轮匝肌来连接睑缘的可吸收缝线(图 110)。

眼睑下垂(又称上睑下垂)

上睑下垂是指眼睑下垂，睑裂变窄,睑裂是指上、下眼睑之间暴露的眼表部分。它可能在出生时就存在,在这种情况下,通常是由附着在睑板前或插入睑板上缘 Müller 肌提升眼睑的力量不足所致。如果不影响视力或不影响外观,则无须手术。

一种新型眼药水——羟甲唑啉(Upneeq)——可以每天使用 1 次,用以治疗成年后天获得性上睑下垂(眼睑下垂)。

上睑下垂的手术矫正取决于肌肉功能的强弱。如果提上睑肌作用良好,在睑板表面移动肌肉止点就足以解决问题(图 78、图 218、图 221、图 178 至图181)。有时,还必须切除一部分肌肉,使其进一步收紧以加强力量。在 Horner 综合征中,还应该考虑到由交感神经受损

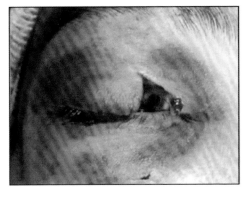

图 176　全层裂伤。(*Source*: Courtesy of University of Iowa, Eyerounds.org.

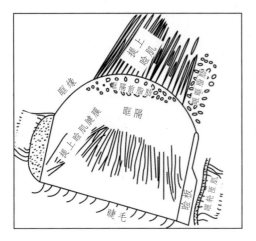

图 178　眶隔起源于眶上缘,增厚形成睑板(图218)。提上睑肌起源于眶尖(图78),它的腱膜穿过眶隔并插入部睑板。闭合眼睑的眼轮匝肌(图110)覆盖在提上睑肌上,提上睑肌的纤维必须分开得以暴露提上睑肌。

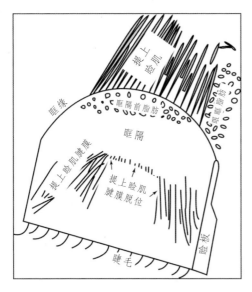

图 179　由于提上睑肌腱膜与睑板部分脱位引起的上睑下垂。

(↑)导致的 Müller 肌功能不足。伴或不伴复视的周期性发生的上睑下垂可能

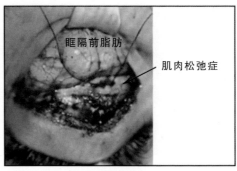

图 180　通过手术修补提上睑肌腱膜,并将其缝合到上睑板的下半部,以修复上睑下垂。

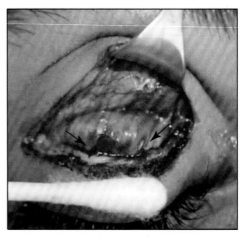

图 181　将图 179 中剥离的提上睑肌腱膜缝合到睑板下方。(*Source:* Courtesy of Joseph A. Mauriello, Jr., MD.)

是重症肌无力的第一个体征。在这种无痛性自身免疫性功能障碍中,上睑下垂和复视可能在疲劳时或在进行激发性试验(如要求患者向上看几分钟)后加重(图 182 和图 183)。

　　其他导致上睑下垂的神经系统原因包括 CN Ⅲ 麻痹(图 98 至图 100)和交感神经功能紊乱(图 126 和图 127)。

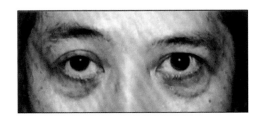

图 182　重症肌无力：无上睑下垂。

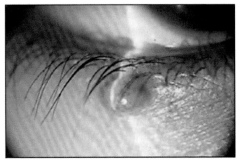

图 184　生长于皮肤下方的睫毛。

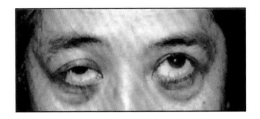

图 183　重症肌无力：向上看 5 分钟后出现上
睑下垂。

睫毛

　　睑内翻（睑缘内卷）（图 175 和图243）
或睑缘外伤均可造成倒睫（睫毛向内生
长），引起角膜损伤。睫毛可以被拔除，或
通过电解法或冷冻术破坏睫毛毛囊。

　　睫毛有时会在皮肤下生长（图 184）
在注射局部麻醉剂后，可将其去除。

　　头皮、头发和睫毛上的虱子（头虱
病）可引起睑缘炎和结膜炎（图 185）。美
国每年有 600 万例这样的病例，主要发
生于 3~12 岁的儿童。治疗方法：如果非
处方药氯菊酯或胡椒基丁醚/除虫菊提
取物洗发水无效，按处方使用毒性更大
的 1% 林丹。

　　秃睫指的是睫毛和（或）眉毛的脱

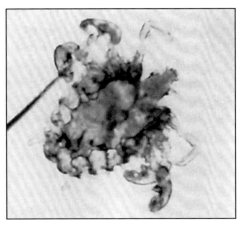

图 185　蟹虱：也可参见图 209，这是一种经常
混淆的鞭状寄生虫。

落。它可能是由皮肤病、外伤、睑缘炎和
精神因素（毛发失调症）引起的脱毛（图
186）。

　　由乳头状瘤病毒引起的疣（图
187），以及由痘病毒引起的传染性软疣
（图 189 和图 190），都是常见的皮肤病。
当这两种皮肤病变发生在眼部时，均可
引起对既往治疗无效的慢性结膜炎。它
们常常是多灶性的，易播散到结膜（图
302）。为了美观和避免增生，通常要进

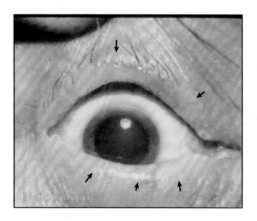

图 186 睫毛脱落。(*Source:* Courtesy of University of Iowa, Eyerounds.org.)

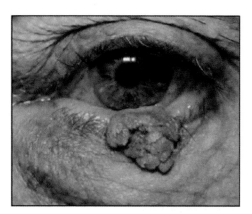

图 187 寻常疣(疣),具有典型的菜花状外观。(*Source:* Courtesy of Michael Stanley, Medical College of Georgia.)

行切除手术。在切除疣体的同时,要对其基底部进行烧灼处理。

脂溢性角化病(图 188)是一种良性的、棕色的、表面粗糙的生长物,像被扔到墙上的黏土一样。为了美观,可进行手术。

传染性软疣(图 189)是小而坚硬的

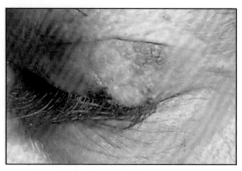

图 188 脂溢性角化病。

圆形脐状丘疹,中间有壳状物质。它们是由痘病毒引起的,可能是单发或多发,可用冷冻或刮除法治疗。

表皮包涵体囊肿(图 191)是微小的、皮内良性的、光滑、有光泽、充满干酪样物质的白色小球,因美容因素可进行切除。

痣(图 192)是自幼生长的,良性、无色素或色素性,边界清晰。如果有生长

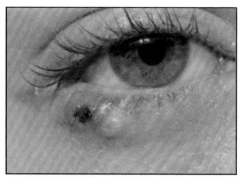

图 189 传染性软疣。(*Source:* Courtesy of Malcolm Luxemberg, MD, and *Arch. Ophthalmol.*, Sept. 1986, Vol. 104, p. 1390. Copyright 1986, American Medical Association. All rights reserved.)

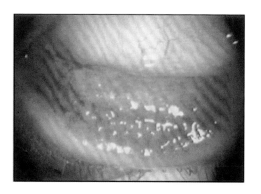

图 190 病毒性软疣引起的滤泡性结膜炎。
(*Source*:Courtesy of Malcolm Luxemberg, MD, and *Arch Ophthalmol.*, Sept. 1986, Vol. 104, p. 1390. Copyright 1986, American Medical Association. All rights reserved.)

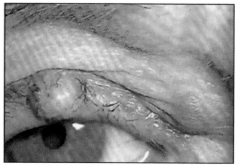

图 192 痣。

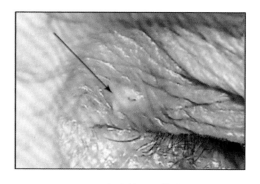

图 191 表皮样包涵体囊肿。

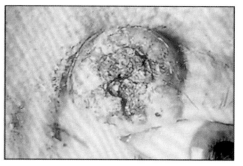

图 193 角化棘皮瘤。

和眼眶可能受累。它们在出生后不久出现，一般在 2~3 岁时消退。如果它导致眼睑遮挡光线进入眼内，或引起斜视、压迫眼球或弱视，则必须进行治疗。全身或局部使用皮质类固醇通常是首选

加速、出现不规则边缘、炎症反应和卫星灶，同时伴有不均匀色素、溃疡或出血，则怀疑为恶性。

角化棘皮瘤（图 193）是一种良性赘生物，可自行消退。边缘卷曲，中央凹陷，充满角蛋白，很难与癌相鉴别，因此有时需要活检。

婴儿血管瘤（图 194）是儿童时期最常见的肿瘤，可能影响 7% 的儿童。眼睑

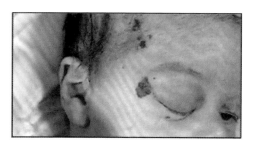

图 194 婴儿血管瘤。

治疗方法,但也可以使用激光或手术切除。当视力受影响时,可能需要使用全身或局部的 β 受体阻滞剂,如普萘洛尔。

眼睑、面部和头皮是皮肤基底细胞癌的最常见部位,鳞状细胞癌则较少见(图 195),眼睑占所有皮肤癌的 5%~10%,这与暴露在太阳光下紫外线的累积量密切相关。因此,所有年龄段的人都不应该进行日光浴,尤其是皮肤白皙的人。基底细胞癌和鳞状细胞癌比所有其他癌症都要常见,在美国每年有 330 万新诊断的病例。

直视太阳可能会造成放射性视网膜病变。由此导致的视力下降可能在几个月后恢复。目前尚无治疗方法。

皮肤角化物(图 196)是皮肤表面角质的过度生长,常为了美观而切除。即使该皮肤角化物很少有癌变的可能,一旦复发,则必须对基底进行活检。

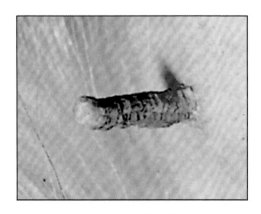

图 196　皮肤角化物。

斑痣性错构瘤病

包括大脑、皮肤和眼睛病变的先天性综合征被称为斑痣性错构瘤病。这些婴幼儿早期出现的皮肤病变是其他疾病的先兆,需要密切观察。

• 结节性硬化症常见于 3 岁前的患儿。患者可能会出现癫痫发作、智力低下和皮脂腺瘤。75%的患者在 20 岁前死亡(图 197 和图 198)。

• Sturge-Weber 综合征包括面部"葡萄酒"样毛细血管畸形(图 199),有一半患者伴有智力障碍。应监测他们是否有早发的青光眼或脉络膜和中枢神经系统(CNS)血管瘤。因为手术可能会引起出血并导致眼球摘除,故眼内手术应谨慎进行。

• 神经纤维瘤病是一种常染色体显性遗传的疾病,具有不完全渗透性。

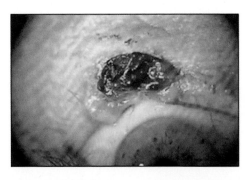

图 195　眼睑癌症通常是基底细胞,但鳞状细胞看起来类似,也很常见。

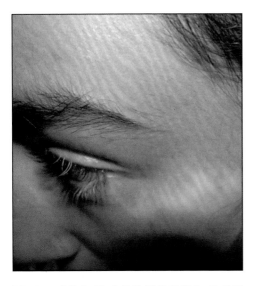

图 197　皮肤灰斑:多发性脱色素斑点,边界不规则。它们通常是结节性硬化的第一征兆,多达 90%的患者可出现。

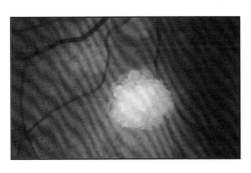

图 198　结节性硬化的视网膜星形细胞瘤。钙化区域呈现桑椹状。(*Source*: Courtesy of Dana Gabel, Barnes Retinal Institute, St. Louis, MD.)

肿瘤可影响视神经、虹膜、视网膜和眼睑皮肤(图 200)。94%的患者可见虹膜 Lisch 结节(图 201)。99%的患者早期出现黄褐色皮肤病变。

　　• von-Hippel-Lindau 综合征是一种罕见的(1:36 000)遗传性疾病(图202 和

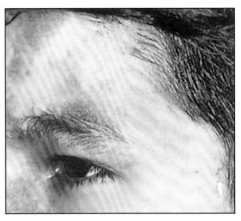

图 199　Sturge-Weber 综合征。

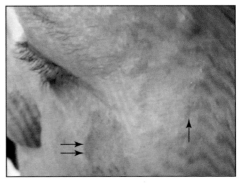

图 200　神经纤维瘤病的特征是皮肤和神经系统的神经瘤(↑)和咖啡斑(↑↑),这是不规则形状的棕色斑点。成人通常面积会增大(5 倍或更多),为 0.5~1.5cm 大小。

图 203)。视网膜和虹膜的血管瘤可引起视网膜脱离和青光眼。眼部异常应引起人们注意皮肤的其他部位或大脑的病变。

　　麻风病是一种由酸性麻风杆菌引起的慢性疾病。它可能通过呼吸道传播,通常是在儿童时期发病(图 204 和图 205)。

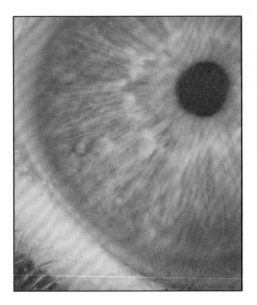

图 201 一例神经纤维瘤病患者虹膜上的 Lisch 结节。(*Source*: Courtesy of S.J. Charles, FRCS, and *Arch. Ophthalmol.*, Nov. 1989, Vol. 107, p. 1572. Copyright 1989, American Medical Association. All rights reserved.)

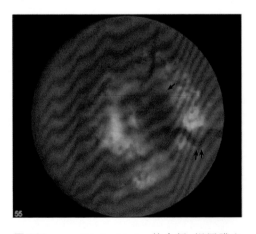

图 202 von-Hipple-Lindau 综合征：视网膜血管母细胞瘤(↑)伴有扩张的供养血管(↑↑)。眼部表现通常是这种疾病的首发体征。(*Source*: Courtesy of University of Iowa, Eyerounds.org.)

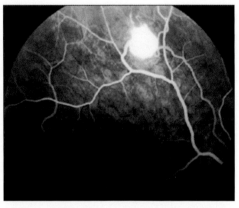

图 203 荧光素造影：血管母细胞瘤。(*Source:* Courtesy of Stuart Green, MD.)

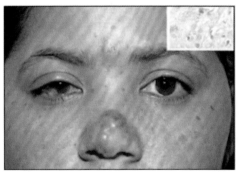

图 204 一例来自佛得角群岛的 22 岁麻风病女性患者。在面部、躯干和四肢有黄斑和红斑结节性病变。皮肤活检的 Fite 染色/抗酸杆菌检测证实了这一诊断。

前部和后部睑缘炎

睑缘炎是指眼睑边缘的炎症或感染。它是极为常见的。据报道，高达 50% 的成年人会患此病。如果不及时治疗，会出现很多并发症，如结膜炎、脓肿、睑板腺囊肿、角膜溃疡、眼睑蜂窝织炎、干

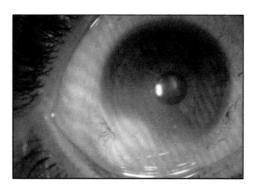

图 205　麻风病:眼表实性结节,伴肉芽肿性虹膜炎。(*Source*: Courtesy of Carly Seidman, Bs, and *Arch. Ophthalmol.*, Dec. 2010, Vol. 128, p. 1522. Copyright 2010, American Medical Association. All rights reserved.)

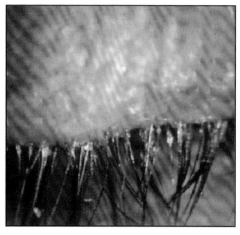

图 206　前部睑缘炎:睫毛处结痂样碎片脱落。(*Source*: Courtesy of Michael Lemp, MD.)

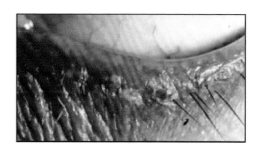

图 207　前部睑缘炎：睫毛周围结痂和溃疡性病变。(*Source*: Courtesy of Michael Lemp, MD.)

眼症,或对角膜接触镜不耐受。

角膜、结膜和睑缘的感染通常可以用便宜的普通抗生素眼药水和软膏来治疗(表 10,第 67 页)。为了给品牌药物起一个简短、易记的名字,而不必写出所有的成分和浓度,我们花了很多心思。在处方笺上写下这些品牌,以及药品通用名称,可以节省时间并提高准确性。

前睑缘炎表现为睫毛周围结痂、红肿和溃疡性病变(图 206 至图 208)。感染通常是由葡萄球菌引起的。皮脂溢出型与头皮和眉毛的皮屑有关,特定的洗发水有效。

一种不太常见的类型是由蠕形螨虫引起的(蠕形螨睑缘炎)。这种螨虫栖息在几乎所有成年人的睫毛中。有些人比较敏感,会出现瘙痒和结膜炎。在裂隙灯下,睫毛根部的圆柱形袖套样结

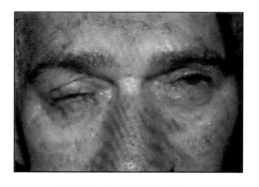

图 208　酒渣鼻痤疮的睑缘结膜炎。这种慢性病与鼻部、额头、脸颊和下颌的血管充血和脓疱有关。

痂可检出螨虫（图 209）。茶树油制剂（Cliradex 和 Demodex®）可用于治疗这种感染。

后睑缘炎（图 153、图 154、图 210 至图 213）可能涉及上下睑的所有睑板腺。睑板腺功能障碍使得睑板腺失去了产生正常睑脂的能力，而这些睑脂构成了泪膜的脂质部分（图 152 和图 153）。据报道，高达 86% 的干眼是由这种疾病引起的。它常常与痤疮酒渣鼻有关（图 208）。睑板腺开口处的白色隆起（图210）和泡沫状分泌物（图212）可提示睑板腺功能障碍。

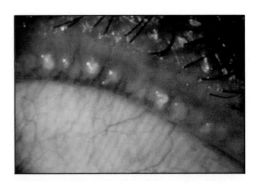

图 210　从腺体中自发渗出的牙膏状脂质，便于明确诊断。（*Source*: Courtesy of Eric Donnenfeld, MD, NYU Medical Center.）

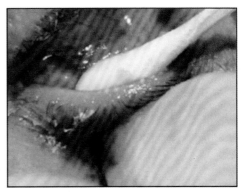

图 211　后部睑缘炎：睑板腺功能异常可以通过按摩眼睑、发现牙膏状分泌物来诊断，同时也具有治疗性。

前部和后部睑缘炎常常同时发生（图 213）。两者都需保持良好的眼睑卫生，包括温水浸泡和机械擦洗，可使用非处方清洁液。可使用价格较低的婴儿洗发水，建议在淋浴时闭眼冲洗睫毛。睑缘炎往往是慢性的，应鼓励在两次发作之间保持预防性治疗。

对于涉及反复感染的耐药性病例，市面上有含次氯酸(0.002%)的睑缘溶

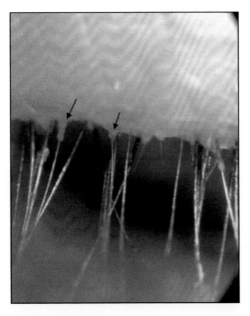

图 209　蠕形螨性睑缘炎的症状是在睫毛根部有一个明显的圆柱形袖套(↑)。与毛囊虫病相比较，这是一种不同的睑部感染，在裂隙灯下可以看到寄生虫和虫卵(虱子)（图 185）。（*Source*: Courtesy of Eric Donnenfeld, MD, NYU Medical Center.）

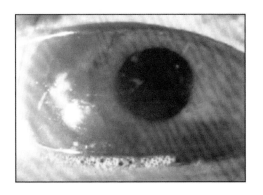

图 212　后部睑缘炎：有泡沫状残留物覆盖在睑板腺开口处。(*Source*: Courtesy of Michael Lemp, MD.)

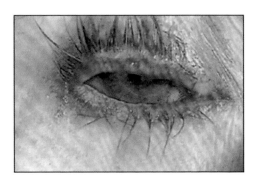

图 213　前部和后部睑缘炎频繁复发的结果。

液，可在非处方药店购买或凭处方购买。作为抗微生物制剂，它存在于"氯氧漂白剂"中，也为人体自然防御的一部分，可在体内分泌。它可以杀死 99.9% 的细菌。可以使用抗生素滴剂或软膏(表10，第 67 页)。有时需要使用非甾体抗炎药(NSAID)，如 0.5% 的酮咯酸(表 16，第 144 页)。由于睑缘炎和疱疹性角膜炎都会出现眼睛发涩、疼痛并伴有荧光素染色的情况，皮质类固醇可使疱疹恶化，因此需要谨慎地使用皮质类固醇药物。

口服抗生素可用于治疗较严重的细菌性感染，如眼睑蜂窝织炎(图 217)，特别是中央型角膜溃疡 (图 261 至图 263)，或对局部治疗无反应的角膜炎(图 248)。多西环素一般作为首选药物，其具体使用方法是：口服多西环素 20mg 或 100mg，2 次/天，因为它能杀死产生脂肪酶的细菌，这种酶会导致润滑眼表的睑板腺分泌的脂质成分分解。由此产生的肥皂样残留成分可能会在睑缘产生病理性泡沫样分泌物(图 212)。

通过挤压睑板腺及睑缘，可见白色膏状物溢出，而不是正常的透明油状物，可作为睑板腺功能障碍的诊断指标之一。应告知患者这一不适的过程有时具有治疗的效果(图 211)。许多患者的症状得以明显缓解，并定期进行睑板腺按摩。

睑板腺囊肿(图 214)是由睑板腺排出道堵塞而发生的睑板腺囊性肿大。脂质的滞留及其分泌物会引起肉芽肿性炎症反应。通常未受到感染是无痛的。与眼睑炎一样，治疗方法包括热敷和擦

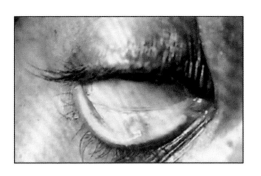

图 214　下睑结膜内部睑板腺囊肿结节。

洗眼睑。常考虑使用抗生素/类固醇滴剂（见第 67 页表 10 和第 144 页表 16，甚至注射类固醇，可酌情使用抗生素。有时需要口服普通多西环素，并进行切开和引流（图 214 和图 215）。

睑腺炎是睫毛周围的 Zeis 和 Moll 腺体的感染（图 216）。这些红肿可以通过热敷、局部抗生素和手术治疗。如果周围有明显的蜂窝织炎，则应使用全身性抗生素。

眼睑蜂窝织炎是一种弥漫性感染，通常是由囊肿、破裂、虫咬或切口引起的。眼睑发红，有触痛（图 217）。可能有腺样体肿大和发热。药物治疗：局部和全身使用抗生素。皮肤萎缩是眼睑蜂窝织炎对治疗有反应的初步迹象。要谨慎处理眼睑蜂窝织炎，严重时可穿透眶隔（图 218），导致眼眶蜂窝织炎（图 226 和图 227），可延伸至脑部，引起脑膜炎，甚至死亡。

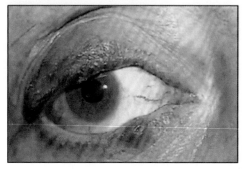

图 216　外睑腺炎。

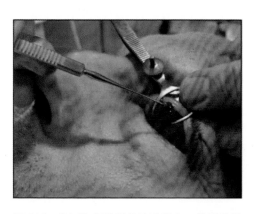

图 215　在切除和搔刮术的过程中，使用睑板腺囊肿夹可减少术中出血。

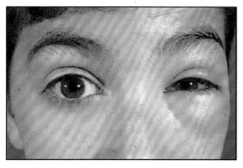

图 217　眶前蜂窝织炎——炎症位于眶隔前（图 218）——典型者常见于儿童，多继发于眼睑感染。眼眶蜂窝织炎最常起源于眶隔后的感染，最常见于鼻窦炎（图 224 至图 227）。

第 5 章

眼眶

条条大路通罗马。

——James Chiles

影像学

眼眶是圆锥状骨腔(图 218 和图 221)。在眼眶的顶点有 3 个孔洞,神经、动脉和静脉可以穿过这些孔洞到达眼球。

眼球的大部分部位可直视,与眼球不同的是,评估眼眶一般需要使用诊断工具,如 CT(图 2、图 3、图 142、图 224、图 225、图 227 至图 229B、图 234、图402

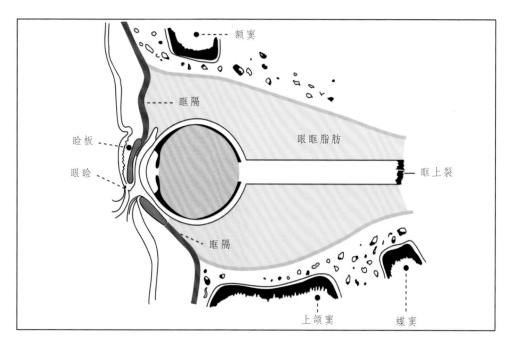

图 218 眼眶矢状图:眼眶骨膜(眼眶周围)(绿色)、眶隔(红色)和睑板(蓝色)是连续的结缔组织膜。这一纤维膜在离开眼眶时继续覆盖包裹视神经,并与覆盖大脑的硬脑膜相连接。

和图 480)和 MRI(图 120、图 124 和图 140)。CT 是通常应用于,包括骨折(图 231)、眶内异物、甲状腺疾病(图 2 和图 3)和鼻窦炎(图 223 和图 224)等眼眶相关疾病的放射性诊断技术。MRI 则更多应用于软组织和神经系统相关疾病的检查(图 124)。

CT 对医学诊断做出了卓越的贡献,但是在过去的 30 年里,由于过度使用 CT,诊断性辐射增加了 6 倍。据预测,未来美国将有 1.5%~2.0%的癌症患者是由 CT 导致的,有研究显示,90%~95%的患者并不了解这一风险。尤其对于儿童和孕妇,CT 应该谨慎行之。为了提高敏感性,大部分 CT 和 MRI 会选择使用对比剂。CT 中使用的对比剂为碘制剂,对于碘过敏史的人,以及孕妇和儿童,应尽量避免使用。对于不明来源器官的异物,孕妇及有心脏起搏器、金属心脏瓣膜和其他磁性植入物的患者来说,MRI 更加危险。钆制剂是 MRI 的对比剂。

CT 或 MRI 血管造影还可用于血管检查(图 128、图 146 和图 147)。CTA 可以检测 3~5mm 的脑动脉瘤和静脉血栓。CTA 或 MRA 均可用于检测颈动脉狭窄。

正常的眼眶脂肪为黄色,可通过结膜下的眶隔疝出(图 219),不是异常生长的肿物。

大多数情况下,眼眶脂肪由下眼睑皮肤疝出,明显的肿胀应该与眼睑水肿相鉴别。与液体不同,触诊时脂肪可以滑动(图 173 和图 220)。

鼻窦炎

眶周被鼻旁窦包绕,包括上颌窦、额窦、蝶窦和矢状窦。深部或球后痛常常是由这些鼻旁窦的过敏或感染造成的。感染的额窦、上颌窦和矢状窦周围会有皮肤触痛(图 223)。蝶窦位于球后,不能用这种方法进行检查(图 222)。

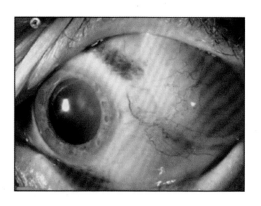

图 219　黄色的结膜下脂肪。(*Source:* Courtesy of University of Iowa, Eyerounds.org.)

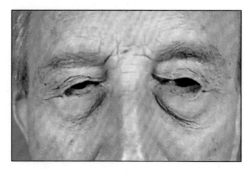

图 220　皮下脂肪经常引起人们对美容切除的渴望,但也要提醒患者注意眼眶出血的风险(图 235)。

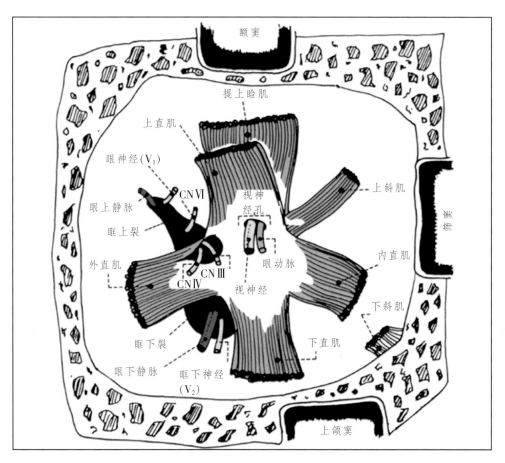

图 221 前面观显示眼眶的顶点。注意靠近鼻窦的位置,易引起感染,毗邻大量血管也容易出血(图 235)。

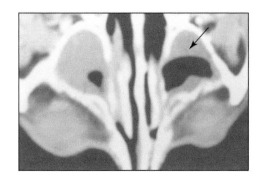

图 222 伴气液平面的蝶窦炎 CT(↑)。

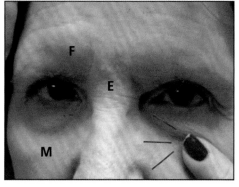

图 223 诊断鼻窦炎的证据之一:额窦(F)、筛窦(E)或上颌窦(M)皮肤区域压痛。本例中,左上颌窦受累。

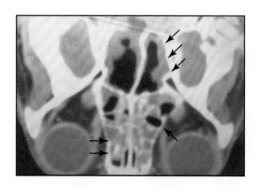

图 224　筛窦炎的 3 个典型表现：在急性病程中，常见的 CT 表现是液体聚集的平面（↑）和不透明的窦腔（↑↑）。比较典型的慢性炎症表现是黏膜增厚（↑↑↑）。

眼眶病常见临床表现

- 眼球突出：眼球向前凸起（图 1）。
- 眼球内陷：眼球凹陷（图 230）。
- 眼睑肿胀（有时眼睑处于闭合状态）：结膜充血和血管扩张；球结膜水肿（化学中毒）（结膜水肿）（图 226）。

- 眼球运动障碍（眼球麻痹）：由 CN Ⅲ、CN Ⅳ 和 CN Ⅵ 受累或眼外肌的局部损伤造成。

- 由于静脉充血而引起少见的眼压升高。

眶前蜂窝织炎可导致眼睑肿胀，甚至造成眼睑闭合（图 217 和图 225）。这种情况可能发展为更罕见和严重的眼眶蜂窝织炎（图 226 和图 227）、眼球固定（眼球麻痹）、球结膜水肿（结膜水肿，图 293）、发热、腺体疾病（甲状腺疾病）和眼球突出。总之，60% 的病例由鼻窦炎引起，也可以合并牙齿、面部或眼睑感染。

在眼眶内表面有一层坚韧的结缔

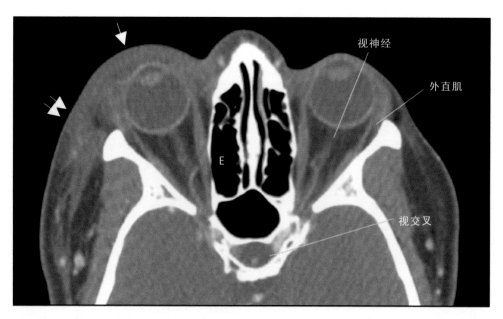

图 225　CT 显示眼睑肿胀（↑）和眶周蜂窝织炎（↑↑）。球后和筛窦（E）正常。目前，眼球运动正常，无眼球突出。早期的轻症可以在门诊谨慎地随访治疗。（*Source*: Courtesy of Sandip Basak, MD.）

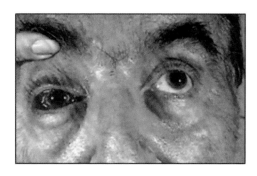

图 226　眼眶蜂窝织炎伴球结膜水肿和眼外肌麻痹,导致眼球无法向上转。

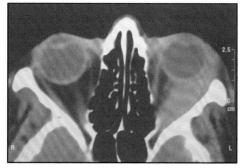

图 228　左眶炎性假瘤的 CT,眼眶非特异性炎症。(*Source*: Courtesy of egal Leibovich, MD, and *Arch. Ophthalmol.*, 2007, Vol. 125, No. 12, pp. 1647－1651. Copyright 2007, American Medical Association. All rights reserved.)

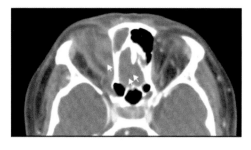

图 227　CT 显示由筛窦炎(↑↑)引起的眼眶蜂窝织炎(↑)。(Courtesy of Rand Kirtland, MD.)

组织,称为眶骨膜,在眶缘称为眶隔,然后增厚成为睑板(图 218 和图 178)。这层连续的纤维膜就像一道屏障,保护眼眶不受眼睑和鼻窦感染的影响,可称为"眼眶防火墙",较少被侵犯。但是,一旦发生眼眶蜂窝织炎,它易于通过引流眼眶和部分颜面部的眼上、眼下静脉扩散至海绵窦(图 144)。这可导致血栓形成甚至死亡,需要住院治疗,以及静脉使用抗生素治疗。

　　特发性眼眶炎症综合征,又称眼眶炎性假瘤(图 228),是一种非特异性局部或系统性眼眶炎症。它是仅次于甲状腺和淋巴增生性疾病的第三大类常见眼眶疾病(图 229B)。最常使用的鉴别诊断方法是活检,确诊后可给予口服或局部注射皮质类固醇药物。

眼球突出

　　眼球突出(突眼)是由眼眶内容物增加引起的眼球突起。一般使用眼球突出计进行测量(图 229A)。成人单侧和双侧病例多由甲状腺疾病引起(图 1 至图 3)。儿童单侧眼球突出多由眼眶蜂窝织炎造成。其他原因包括转移性肿瘤、眼眶出血、海绵窦血栓或瘘管、鼻窦黏液囊肿、眼眶炎性假瘤(图 228),或下述原发性眼眶肿瘤:①血管瘤;②横纹肌肉瘤;③脂肪瘤;④皮样囊肿;⑤泪腺肿瘤(图 402 至图 405);⑥视神经胶质瘤;⑦淋巴瘤(图 229B);⑧脑膜瘤(图124)。

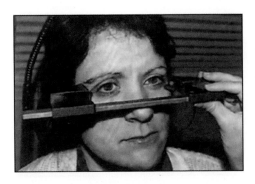

图 229A　眼球突出计。

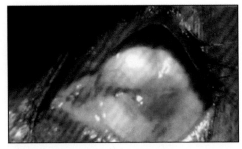

图 230　眼球痨：眼球萎缩。(*Source*: Courtesy of University of Iowa, Eyerounds.org.)

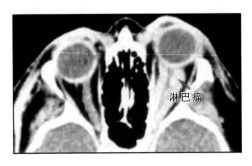

淋巴瘤

图 229B　眼眶淋巴瘤的 CT 显示左眼球突出。

眼球内陷

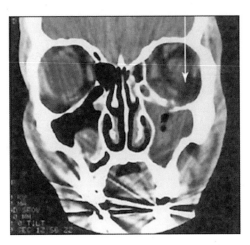

图 231　眼眶爆裂性骨折的 CT(↓)。

眼球内陷是指眼球后退。这可能是由于眼眶脂肪减少,可见于长期使用前列腺素类降眼压药物的并发症(图 12)。眼球痨(图 230)是指眼球萎缩,原因多见于严重创伤、感染、低眼压,特别是视网膜脱离术后并发症。如果一侧上睑下垂(图 127),或者另一侧眼睑回缩(图 177),该侧睑裂会显得异常缩小或者眼球内陷。眼部钝挫伤可造成上颌窦薄弱的顶壁骨折(图 231),使得眼球陷入眶内,称为"爆裂性骨折"。相关体征包括:

结膜下出血;下直肌嵌顿在骨折处导致眼球上转受限;垂直复视(图 232)。眶下神经损伤可导致颜面部感觉减退(嗅觉减退)(图 233)。如果复视或眼球内陷持续存在,或 50% 以上的眶壁骨折,可使用硅胶、聚乙烯或钛合金板进行修复。任何眼眶手术都需要谨慎待之,因为有 1% 的可能性会造成眼眶出血,对视神经造成压迫损害。

能够造成眼眶骨折的严重损伤通

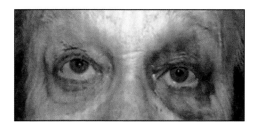

图 232　眼眶爆裂性骨折可导致下直肌嵌顿、眼球上转受限、眼睑紫癜(出血)。

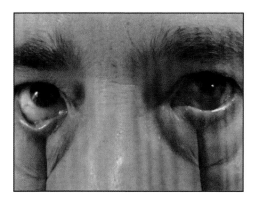

图 233　使用两个回形针来比较两侧皮肤触觉的敏感性,如果测试结果异常,说明眶下神经受损(图 108)。

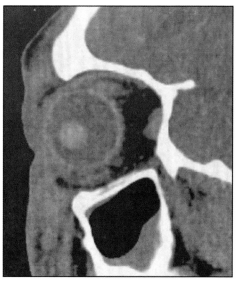

图 234　创伤性眼眶骨折的 CT 显示晶状体脱位。

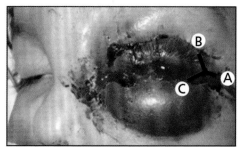

图 235　眼眶出血:累及外眦韧带和其连接睑板和眶缘的上、下分支。(*Source*: Courtesy of University of Iowa, Eyerounds.org.)

常也会带来眼球损害。图 234 为 CT,显示晶状体脱位于玻璃体中。另外,还需要警惕高眼压症、青光眼、虹膜炎和视网膜脱离。

　　眼眶出血是一种严重威胁视力的急症(图 235)。这种情况并不少见,多见于眼眶手术或球后注射麻醉剂/类固醇/抗生素(图 236)。在这种密闭的筋膜室综合征中,视神经的血液供应受到压迫。它的主要临床表现包括眼睑和结膜肿胀出血、视力下降、上睑下垂,以及眼压升高(如果可以测量的话)。眼眶出血需要与眼睑出血相鉴别,后者更常见,但是并不威胁视力(图 232)。眼眶出血一旦在 30 分钟内明确诊断,即可通过外眦

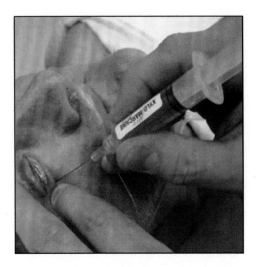

图 236　球后注射麻醉可应用于大多数眼科手术,其作用包括止痛和固定眼球。球后注射后,用指尖轻轻按压局部 30 秒, 可以最大限度地减少眼眶出血的机会。2020 年,球后注射造成的眼部损伤包括:眼球穿孔占 60%;球后出血占 28%;视神经损伤占 12%。(*Source*: Courtesy of University of Iowa, Eyerounds.org.)

切开术进行眼眶减压——在无菌条件下,向该区域注射局部麻醉剂后,剪断外眦韧带及两个分支(图 235)。

另一种常见的威胁视力的筋膜室综合征是 Grave 疾病中的甲状腺相关眼病(图 1 至图 3)。

第 6 章

裂隙灯检查

优秀和卓越之间的区别在于对细节的关注。

裂隙灯投射一束强度可变的光束照亮眼睛,同时通过显微镜来观察(图237)。长而宽的光束适用于眼表组织的检查,如眼睑、结膜和巩膜。长而窄的光束用于横断面的检查(图238和图239)。短而窄的强光适用于细胞细节的观察(图392)。

角膜

角膜是透明的,与巩膜前部相连,

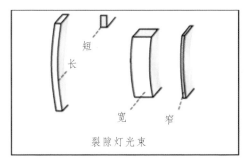

图 238 裂隙灯光束。

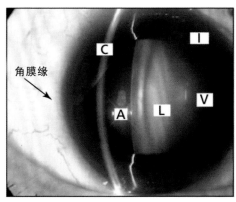

图 239 眼前节的裂隙灯照片。C,角膜;A,前房;I,虹膜;L,晶状体;V,玻璃体。角膜缘,也称角巩膜缘,呈灰色,是角膜干细胞所在的位置。它是白内障和视网膜手术的一个重要标记位置。(*Source*: Courtesy of Takashi Fujikado, MD.)

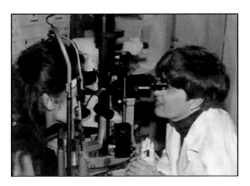

图 237 裂隙灯显微镜。

89

没有血管和淋巴管。灰色的角膜和巩膜连接部分叫作角巩膜缘。正常角膜在裂隙灯显微镜下可观察到的组织结构见图240和图241。

- 前表面的光带。前弹力层前的上皮层。

- 切面的光带。穿过基质层。

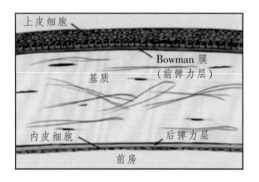

图240 角膜的横断面。(*Source*: Courtesy of Pfizer Pharmaceuticals.) 由辉瑞制药公司提供。感觉三叉神经(CN Ⅴ)的分支(图108)从支配它的角膜缘和上皮进入基质。它们提供保护和营养功能。对它们的损害(表11,第92页)可导致神经营养性角膜病变。

- 后表面的光带。后弹力层后的内皮层。

角膜上皮细胞层覆盖角膜最表层,为4~6层,位于前弹力层上。角膜上皮细胞更新再生迅速,40%的上皮细胞在24小时内再生。新生细胞位于角膜上皮层最深层的前弹力层前,逐渐向角膜表层移动。角膜上皮细胞生成也来源于角膜缘干细胞,生成后,逐渐迁移覆盖角膜表面。

角膜基质层是一个透明的结缔组织层,在角膜中央区最薄(545μm)。角膜缘的厚度几乎是其两倍(图241B)。角膜基质层内拥有人体内密度最高的感觉纤维,约为皮肤感觉纤维数量的400倍。因此,角膜的外伤和炎症可以引起强烈的疼痛感。

角膜内皮层位于后弹力层后的角膜最深层,它由一层不可再生的细胞组成。内皮细胞的主要功能是将角膜内液体泵出,以维持角膜透明。

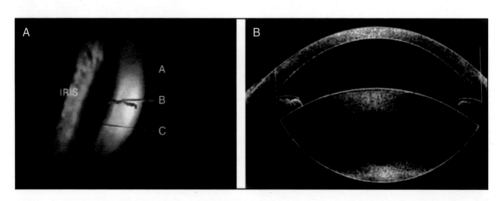

图241 (A)角膜横断面在裂隙灯光下的结构。A,上皮层;B,基质层;C,内皮层。(B)前节OCT显示周边角膜最厚。(*Source*: Courtesy of Richard Witlin, MD.)

角膜上皮疾病

最常见的就是由创伤引起的角膜上皮擦伤(图 242 和图 243),以疼痛和眼红为主要表现。上皮受损区域用荧光素染色后裂隙灯下钴蓝光观察为鲜绿色。治疗方法:局部抗生素、睫状肌麻痹剂(环戊酮 1%)、口服止痛剂,同时包扎患眼。由于相邻的上皮细胞移行到擦伤区域,大多数擦伤在 24~48 小时内就能恢复。

在检查擦伤的眼睛时,为了避免疼痛,可以使用 0.5% 的丙美卡因进行局部麻醉。几秒内起麻醉效果,并持续数分钟。不能为了缓解疼痛处方用药,因为连续使用会对角膜造成损伤。

相对而言,化学物质或手术创伤造成大面积的角膜缘干细胞严重损伤的比较罕见。此类患者的角膜上皮不能正常再生,只能通过自体角膜缘干细胞移植进行治疗,即正常角膜干细胞来源于患者另一侧正常的眼睛(自体移植物)、亲属的眼睛(同种异体移植物)(图 244),或是取自捐献者。

角膜异物的治疗方法为,在滴入两滴丙美卡因麻醉药后,用无菌针去除角膜异物(FB)(图 245)。从 15 秒开始起效,持续 20 分钟。不要开具家用处方,因为重复使用是有毒的。这种滴剂最常用于测量眼压。异物的另一个常见位置是在上睑下方。可以通过电话指导患者

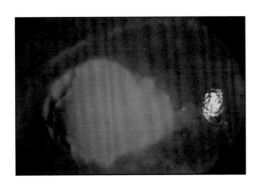

图 242　角膜擦伤处荧光素染色。

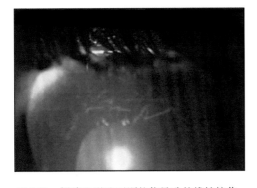

图 243　倒睫和眼睑下颗粒物导致的线性擦伤。

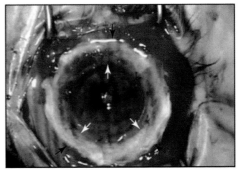

图 244　360°异体角膜缘干细胞移植缝合或黏合到巩膜上 (↑)。(*Source*: Courtesy of Clara Chan, MD, and edward J. Holland, MD, Cincinnati eye Institute.)

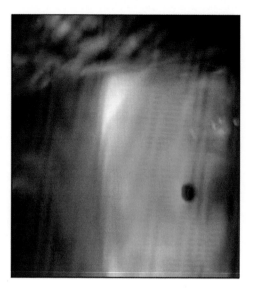

图 245   角膜异物。(*Source*: Courtesy of University of Iowa, Eyerounds.org.)

在家冲洗眼睛，或者抓住上眼睑睫毛，将上眼睑向下拉到下眼睑上，擦拭眼睑的下表面。

正常情况下，位于球结膜下的灰色结节是巩膜内神经——阿克森费尔德神经环(图246)。当患者有砂砾样感觉时，容易和角膜异物相混淆，且如果试

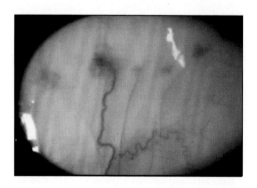

图 246   阿克森费尔德神经环。(*Source*: Courtesy of University of Iowa, Eyerounds.org.)

图去除"异物"会再次刺激眼睛。

局部角膜上皮水肿(图247,表11)呈半透明外观,有别于不透明的溃疡。一般复发性角膜糜烂部位上皮不能很好地黏附在前弹力层上,会出现一小块水肿。常见于受伤之后,但也可能是自发的。

当上皮细胞脱落时,患者在早上醒

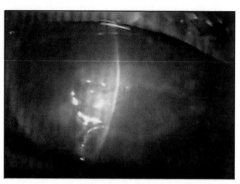

图 247   复发性角膜糜烂伴局部上皮水肿。

表 11 浅表点状角膜炎(通常引起畏光)	
创伤原因	**干燥**
角膜接触镜	泪膜产量下降
紫外线(雪盲症)	导致干眼症
引起倒睫的睑内翻(图 175)	(图152)。由以下原因导
化学伤害	致蒸发量增
睑缘炎	加而导致的
倒睫(图234)	干眼症:
揉眼睛	● 眼睑整形术后无法闭合眼睑
单纯疱疹或带状疱疹	
糖尿病;大多数滴眼液中使用的苯扎氯铵防腐剂	● Grave病(图1)或兔眼病(图251)

来时会感到疼痛。这通常发生在角膜中心的正下方。擦伤要用贴片和抗生素治疗。白天用高渗 2% 或 5% 的氯化钠溶液（Muro 128）治疗水肿上皮，睡前用 5% 的氯化钠眼用软膏（Muro 128 软膏）治疗。如果上皮继续脱落，用针（基质穿刺）粗化前弹力层会增加细胞的黏附性。

浅表点状角膜炎（SPK）（图 248 和图 249、图 9）表现上皮水肿，荧光素染色呈现点状模糊区域。症见灼热、疼痛、结膜充血和视力模糊，最常见于干眼症。眼睑不能闭合时发生角膜下部水肿，如贝尔麻痹症（图 111 和图 112）、

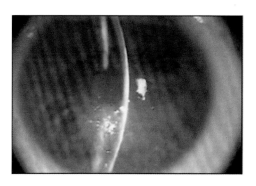

图 248　浅层点状角膜炎见表 11。

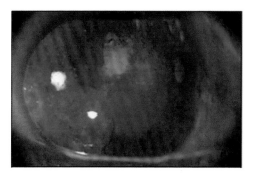

图 249　浅层点状角膜炎荧光素染色。

Grave 病（图 1）、眼球突出症（图 251）和由局部释放有毒分泌物导致的下眼睑睑缘炎。糖尿病和 LASIK 后可能会导致角膜神经丢失，角膜感觉降低，并可能导致干眼症伴上皮水肿。人胎羊膜有减少炎症和加速上皮愈合功能。当角膜上皮没愈合时，行羊膜移植促进上皮恢复，它可以保留 2~10 天（Prokera 或 Ambiodisc）。

丝状角膜炎是一种刺激性的、光敏化后角膜上皮细胞变性过度生长的疾病，其细胞形态表现为多样性，最常见的病因为老化、干眼症及创伤，可以用 Nd:YAG 激光治疗（图 250），但可能复发。最主要的治疗方法是对因治疗。

角膜血管化是角膜受损后的反应，最常见的是配戴不合适的角膜接触镜导致浅层血管生成（图 253 和图 255），同样，因溃疡、裂伤及化学物质引起的

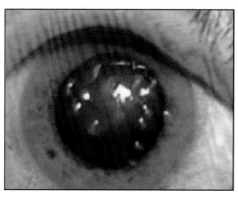

图 250　丝状角膜炎表现为上皮丝状物，通常是由于干眼症。（*Source*: Courtesy of University of Iowa, Eyerounds.org.)

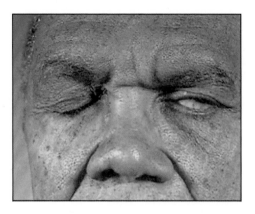

图 251　兔眼症是指眼睑不能完全闭合。这通常发生在贝尔麻痹症患者的面神经麻痹中。

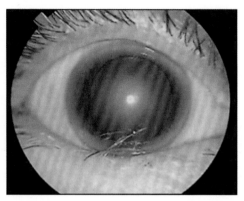

图 252　倒睫引起的 SPK。

损伤部位也会有角膜血管化。

　　化学性损伤，如碱液造成的损害是最严重的，会立刻穿透角膜全层，并留下永久的瘢痕(图 254 和图 255)。酸烧伤通常不会穿透整个角膜层，也不会留下瘢痕。治疗方法：对所有化学损伤都应当立即用大量清水冲洗。

　　流行性角结膜炎(图 256，表 12)是一种常见的高度传染性疾病，由普通感冒的一种腺病毒引起。可能会出现持续长达 3 周的严重结膜炎，并伴有畏光、发热、感冒症状和淋巴结肿大。更严重的还有角膜炎，其可持续数月，甚至有

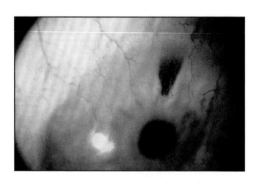

图 253　浅层血管的形成，其病因常为配戴不合适的角膜接触镜。(*Source*: Courtesy of Michael Kelly.)

些能持续数年，得了角膜炎很少留下瘢痕，但是直到完全恢复为止都不能使用角膜接触镜。在诊治完角膜炎的患者之

表 12　结膜炎——结膜周围发红更为明显(图 305 和图 395)			
	病毒性	**细菌性**	**过敏性**
发病	急性	急性	间歇性
相关主诉	经常喉咙痛、鼻炎、发热	通常无	过敏史；鼻腔或鼻窦充血，皮炎
排出物	水状	浓，黄色	黏稠的黏液
耳前淋巴结	常见	不常见	无

后,应当认真清洗双手、设备、椅子,尤其是门把手。稀释聚维酮能抑制泪液中

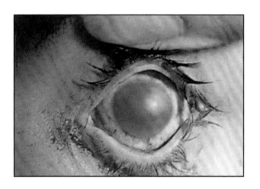

图 254 误滴氢氧化钠几分钟内受到的损伤。

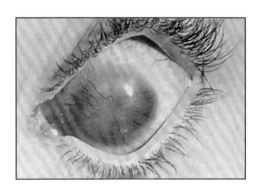

图 255 误滴氢氧化钠几个月后受到的损伤。

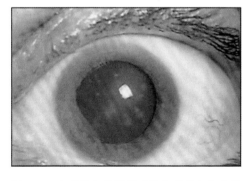

图 256 病毒性角膜结膜炎伴典型的白色点状上皮下浸润。

病毒的生长,但是不能抑制细胞内病毒的复制。它可以被局部放置在办公室,并在 2 分钟内冲洗干净。外用类固醇可能会缓解症状,但可能会延长病程。与大多数其他病毒不同,这种腺病毒耐受性强,可以在干燥的表面存活数周。

在面部感染的病因中,1 型单纯疱疹病毒(HSV-1)十分常见,在眼部和口唇周围更常见,并且通常由压力触发。在人群中,4 岁儿童的血清阳性率约为 25%,60 岁时则高达 100%。如果病变累及角膜上皮(图 257 和图 258),则称为树枝状角膜炎,外形似树状分枝,用荧光素染色后更加明显,有时也可表现为弥漫性点状或圆形病灶,并与干眼症和睑缘炎引起的病变相似。角膜炎患者主诉为眼内异物感、结膜炎及有口唇及鼻部灼热的病史。感染疱疹之后,角膜知觉通常会减退。用无菌棉签轻轻触碰眼睛来比较双侧眼睛的感觉时,应当先检查未感染的眼睛。发病时,眼睑皮肤上可以看到小疱(图 260),在 3 周内形成

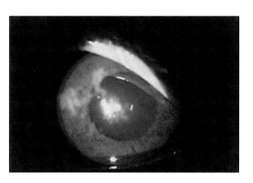

图 257 单纯疱疹性角膜炎伴树状分枝病变。

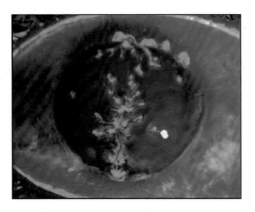

图 258　单纯疱疹伴荧光素染色大树突。病变也可能是斑片状的。较小的染色点可能会出现混淆,这些点染更常见于干眼症、睑缘炎、角膜接触镜、其他病毒或药物毒性角膜炎(图 252和图 256)。(*Source*: Courtesy of Allan Connor, Princess Margaret Hospital, Toronto, Canada.)

硬皮之后,小疱就会消失。与更深的基质角膜炎和葡萄膜炎不同,角膜表面上皮的受累很少导致瘢痕形成和视力丧失。当病毒确实渗入角膜基质层时(图

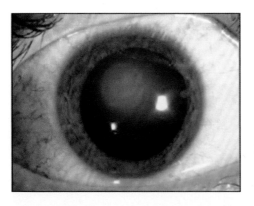

图 259　间质的疱疹性炎症可能导致永久性瘢痕和视力丧失。因此,需要谨慎使用类固醇眼药水。(*Source*: Courtesy of University of Iowa, Eyerounds. org.)

259),谨慎添加局部皮质类固醇和抗病毒药物,可以最大限度地减少这种瘢痕和由此导致的视力下降。这种基质的永久性结构变化会导致角膜雾状混浊和视力丧失,严重时占美国所有穿透性角膜移植病例的 3%。该病复发率较高。治疗方法:传统疗法,每 2 小时使用 1%通用的脱氧尿苷(三氟胸苷),目前新提出的治疗方法是每 3 个小时使用硫酸阿巴卡韦凝胶和 0.15%的更昔洛韦,这种处方的毒性相对较小。两者通常在清醒的时候使用。如果产生了耐药或全身症状,可以口服阿昔洛韦 500mg,2 次/天。

必须向患者解释导致角膜疾病的HSV-1 与通过性接触传播、导致性病的HSV-2 病毒相关性很小,以免使患者产生焦虑。

角膜溃疡最常见的病因为细菌感染,病毒、寄生虫和真菌感染也会导致角膜溃疡,但是比较少见。其主要临床表现为结膜炎、眼痛和白色角膜浸润。超过 50%的角膜溃疡是由配戴角膜接

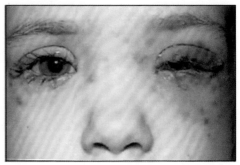

图 260　伴有多发性小水疱的疱疹性皮炎。

触镜导致的,尤其是在睡觉时配戴角膜接触镜。除此之外,其病因还包括角膜擦伤、结膜炎及睑缘炎。由于几乎所有的角膜溃疡都会留下瘢痕,尤其是假单胞菌感染时,会在 1 天内穿透角膜(图261 至图 263),因此,一旦发现角膜溃疡,应当即刻进行积极治疗。治疗方法通常包括多种抗生素滴剂和软膏(表10,第67 页)。当涉及中央角膜时,使用的初始用药频率在夜间可能为每 15 分钟 1 次。

　　边缘溃疡是最常见的,可能是由于感染或对慢性睑缘炎葡萄球菌毒素的免疫反应(图 261)。治疗方法:每小时局

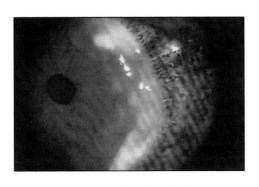

图 261　边缘性角膜溃疡。

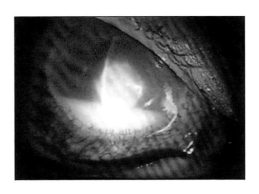

图 262　角膜中央溃疡伴继发性前房积液。

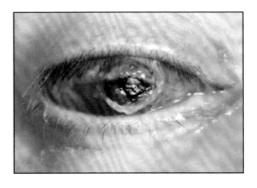

图 263　穿透性角膜溃疡。(*Source*: Courtesy of elliot Davidoff, MD.)

部使用一次广谱抗生素(表 10)。如果确定其病因不是疱疹病毒,则使用类固醇激素。治疗睑缘炎主要方法为应用眼睑洗涤液、热敷及按摩睑缘。

　　角膜中央区溃疡(图 262)提示病情十分严重,常常需要做细菌培养。治疗方法为每 15 分钟联用多种局部广谱抗生素。但是此类感染很少累及眼球内部(图 262)。如果累及眼球内部,则在前房可看到白细胞,称为前房积脓(图 262 和图 456)。对于此类患者,尤其是在累及玻璃体的情况下,更需要做细菌培养。当溃疡未显示细菌培养阳性且对多种广谱抗生素无反应时,接下来必须考虑病毒感染,最常见的是单纯疱疹、寄生虫和真菌。棘阿米巴是一种常见于淡水中的寄生虫。它会导致角膜接触镜配戴者出现溃疡,尤其是在肮脏的情况下,以及在受污染的水中游泳时,但病例并不多见。真菌感染可能导致温带地区 3% 的角膜溃疡和热带地区高达 35% 的角膜

溃疡。在治疗角膜炎时过度使用局部抗菌剂和类固醇,以及植物材料(如树枝或刺)造成的伤害,也会增加发病率。

角膜内皮病

　　单层内皮细胞位于角膜的最深层,并从基质层中泵出水分以保持角膜的透明。内皮细胞密度通常有 2800 个细胞/平方毫米,是不可再生的。如果内皮细胞的数量下降到 500 个细胞/平方毫米以下,或是细胞发生了损伤,则会出现角膜水肿及视物模糊和自感不适(图264 至图266)。内皮细胞受损后导致角膜水肿的最常见病因是白内障手术,这类患者中,内皮细胞受到的损伤可为机械性损伤、化学性损伤或晶状体植入物

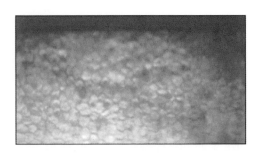

图 265　出生时,正常的内皮细胞计数为 5000 个细胞/平方毫米。它随着年龄的增长而稳步下降。这里显示的是正常内皮细胞计数的镜面显微镜扫描,60 岁时为 2800 个细胞/平方毫米。这里显示的是白内障手术之前非接触性角膜内皮显微镜正常内皮细胞计数:2800 个细胞/平方毫米。

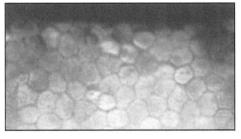

图 266　非接触性角膜内皮显微镜观察白内障手术之后的内皮细胞。手术损伤角膜内皮细胞,并引起角膜水肿,细胞计数结果为 680 个细胞/平方毫米,损伤后的细胞无法再生,只能通过增大细胞体积进行填充,增大的细胞在失去原有细胞形态的同时失去了泵出液体的能力。(*Source*: Courtesy of Martin Schneider, MD.)

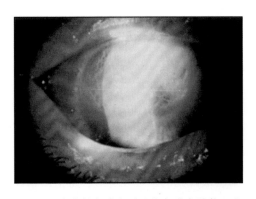

图 264　大疱性角膜炎*严重的角膜水肿伴上皮囊肿。可能导致视力下降,通常其不适感强烈,引起侵袭性角膜疼痛。(*Source*: Courtesy of Kenneth R. Kenyon, MD, and Arch. Ophthalmol., Mar. 1976, Vol. 94, pp. 494–495. Copyright 1976, American Medical Association. All rights reserved.)

的排斥反应。白内障手术的并发症是角膜移植手术最常见的病因。超高眼压(超过 35mmHg;图 364 和图 371)、虹膜炎及 Fuchs 营养不良的角膜先天性缺陷等也是损伤角膜内皮细胞的原因(图 268

和图 269）。急性闭角性青光眼的超高眼压，通常超过 40mmHg 时会短暂性地损伤内皮细胞，并导致角膜水肿伴虹视等典型症状。常用于治疗帕金森病的盐酸金刚烷胺制剂（金刚烷胺），也可以通过降低内皮细胞的数量而引起角膜水肿。眼压过低，低于 5mmHg 时也可以引起角膜雾状混浊和条纹（图 267）。

　　Fuchs 营养不良是遗传性角膜后弹力层病变（图 268 和图 269），可导致内皮细胞发生脱落。其在美国的发病率为 5%。通常为双侧，在后弹力层处看到小的圆形斑点样点滴状增厚时即可确诊，通常位于角膜中央区。该病可导致角膜水肿，最终需要角膜内皮细胞移植手术（图 270）。

角膜移植术（角膜成形术）

　　角膜移植术是最成功的器官移植手术之一，术后 1 年的成功率超过

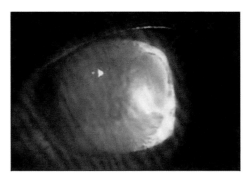

图 267　角膜水肿性褶皱称为条纹。通常是由眼压过低导致的，与囊肿的效果比较相似，而非完全爆裂。

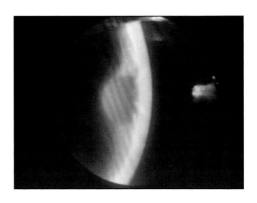

图 268　Fuchs 营养不良症伴角膜水肿，导致角膜中央增厚且雾状混浊。（*Source*: Courtesy of Hank Perry, MD.）

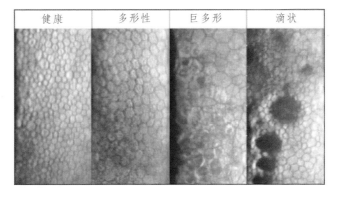

图 269　由于 Fuchs 营养不良，内皮细胞随着滴状的老化而变化。（*Source*: Courtesy of Jorge e. Valdez–Garcia and Jorge L. Domeno Hickman, Institute do oftalmologia Technologico de Monterrey.）

90%,10 年后超过 80%。2019 年,在美国利用眼库提供的供体角膜完成了 46 500 例手术。FDA 批准供体角膜最多保存 14 天,但大多数外科医生更喜欢新鲜的 3~7 天的标本。与肾脏和心脏等其他移植手术不同,它几乎不需要等待供体角膜。如果捐赠者死于感染、某些癌症,以及帕金森病或阿尔茨海默病,则超过 1/3 的捐赠者角膜会被美国眼库拒绝。穿透性角膜移植术(图 270 和图 271)常用于更换有瘢痕的、不透明的基质。其缺点在于穿透性角膜移植要求对眼球进行广泛缝合,并在眼部保留超过 1 年,因此,患者恢复视力需要花费很长时间,同时术后残留散光。因此,提出了一项新的手术方式——后弹力层角膜

内皮移植术(DSEK)(图 272 至图 276),当基质无瘢痕或发生了基质疾病,如圆锥角膜时,是首选治疗手段。2019 年,美国进行了 17 409 例穿透性角膜移植术和 30 650 例角膜内皮移植术。2019 年治愈了 10 000 多例患者。

　　第三种类型的角膜移植术称为深板层角膜移植术(DALK),每年完成率较少,约为 1000 例,基质混浊且内皮细胞未受累及的患者才能做 DALK(图277 至图 281)。在 DALK 中,仅仅置换浅层角膜,留下大量的后基质、内皮细胞和后弹力层,因此,这一手术方法的优点是可以在治疗浅层角膜雾状混浊的同时保留患者的内皮细胞层,从而可以避免发生因受体对供体内皮细胞发生免疫排斥反应而导致手术失败。

　　人类角膜移植物通常会因为供体免疫原因或患者干眼症、化学烧伤导致的血管化角膜等受体表面环境恶劣被反复排斥,导致角膜移植手术失败(图

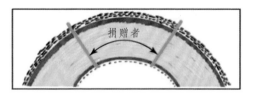

图 270　穿透性角膜移植术(穿透性角膜成形术)。

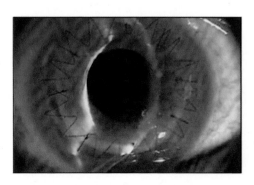

图 271　穿透性角膜移植术(穿透性角膜成形术)。

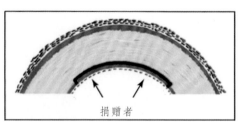

图 272　DSEK:移除受损的内皮细胞和后弹力层,供体植片通过切口旋转植入。注入气泡,使植片展开贴合角膜。内皮细胞的泵作用使移植物在没有缝合的情况下也能在眼球内贴合(图 275)。

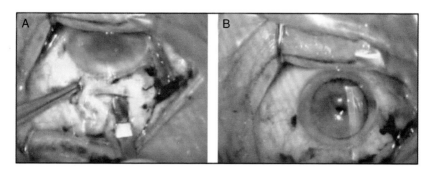

图 273 置换内皮和后弹力层。(A)剥离直径为 8.0mm 的病变内皮细胞和后弹力层。(B)置入折叠的供体移植物。(*Source*: Studeny Pavel, Farkis A. et al., *Br. J. Ophthalmol.*, 2010, Vol. 94, No. 7. Reproduced with permission of BMJ Publishing Group, Ltd.)

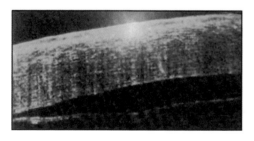

图 274 OCT 显示脱离的内皮细胞移植物分离。(*Source*: Courtesy of Amar Agarwal, MD.)

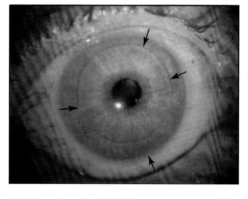

图 276 成功的 DSEK 手术,植入 8.0mm 的移植物。(*Source*: Courtesy of Henry Perry, MD.)

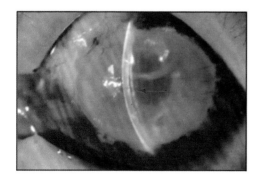

图 275 移植术后 3 天 DSEK 移植物分离(↑),通过注入气泡进行黏合。(*Source*: Courtesy of Christopher Rapuano, MD, Wills eye Hospital.)

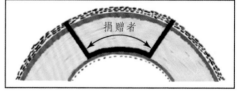

图 277 DALK 移植至后弹力层前基质。常见的并发症是剩余的厚度为 10μm 的角膜易受损。这种并发症的患者需要将 20% 的时间改做穿透性角膜移植术。

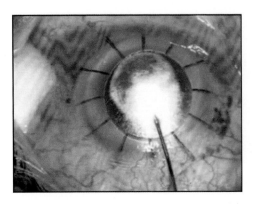

图 278 DALK：第 1 步是向角膜基质注入空气，开始将后弹力层与基质层分离。这是避免角膜穿孔的困难步骤。

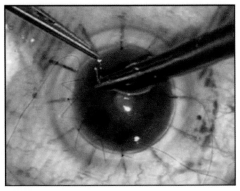

图 281 DALK：第 4 步是将供体移植物缝合到受体植床。(*Source*: D.C.Y. Han et al., *Am. J. Ophthalmol.*, 2009, Vol. 148, No. 5, pp. 744 – 751. Reproduced permission of elsevier.)

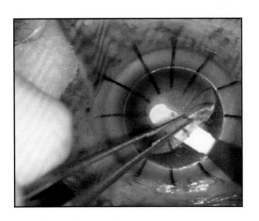

图 279 DALK：第 2 步是用新月形刀片完全分离基质。

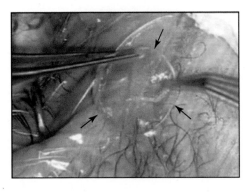

图 280 DALK：第 3 步是从供体角膜(↑)摘除后弹力层。

254 和图 255)。维持角膜中心部位的透明度的最终方法就是利用位于中心的塑料透镜植入角膜移植物。在 2007 年完成了 639 例波士顿型移植物植入术(图 282 和图 283)。移植物后膜和青光眼是波士顿型移植物植入术最常见的并发症，尤其是儿童。

圆锥角膜(图 284 至图 287)是指双侧角膜中央变薄及膨出(膨胀)形成圆锥状，伴有瘢痕，为角膜基质胶原蛋白减少所致。在圆锥的基底部周围可见橙色含铁的上皮沉积物，称为 Fleischer 环。好发年龄为 10~30 岁，女性发病率较高于男性，常见于易过敏人群。揉眼睛可能会导致或加重病情，因此，应当制止揉眼睛的动作。一旦确诊为圆锥角膜，应当立即使用局部抗过敏药及润滑剂，以减少因眼部不适而揉眼睛动作。有圆锥角膜家族史，发病率更高。

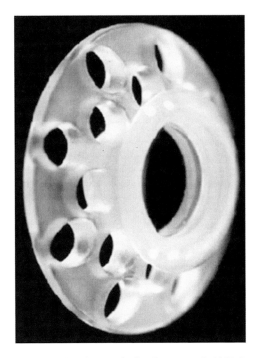

图 282　波士顿人工角膜。由 PMMA 塑料制成的纽扣样装置作为载体放入角膜移植片,可以对移植物的缝合起到固定作用。

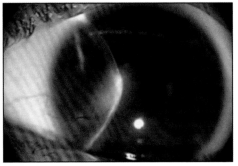

图 284　圆锥角膜伴圆锥顶部有瘢痕。

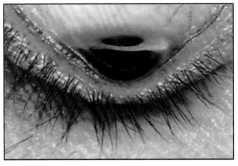

图 285　蒙森征(Munson 征):圆锥角膜患者下视时下睑缘锥形突出。(*Source*: Courtesy of Michael P. Kelly.)

圆锥角膜导致的不规则散光很难通过镜片矫正,需要配戴软性或透气性良好的角膜接触镜以提高患者的视觉质量。

如果角膜持续膨出,则可用角膜内环使其变平(图 286),或者用交联的方法,通过化学强化基质胶原蛋白使其变平。治疗过程中,大多数外科医生通过首先去除角膜上皮获得最佳效果,然后滴入 0.1% 的核黄素滴眼液,用 UVA 光线照射眼睛 30 分钟。病情逐渐进展时才会使用这种方法。而严重的圆锥角膜

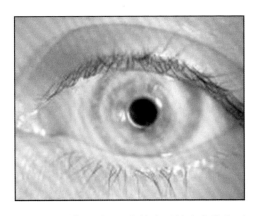

图 283　图像显示 23 岁的先天性内皮营养不良患者。该患者在经历了 4 次标准的角膜移植术后没能治愈。5 年前,患者进行了波士顿人工角膜植入术,手术后其左、右视力为 20/30,眼压正常。(*Source*: Courtesy of Claes Dohlman, MD, PhD.)

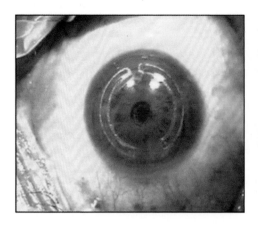

图 286 角膜内置环可加强和压平圆锥角膜，是一种角膜交联替代方法，临床很少使用。其优点是可以减少近视和散光。极少发生内置环迁移所导致的角膜溶解。(*Source*: Courtesy of Dimitri Azar, MD.)

则需要通过穿透性角膜移植术治疗，在美国，该手术占角膜移植术的 20%。

唐氏综合征在新生儿中的发病率为 1/5000，也称为 21 号染色体三体综合征。其具有智力发育迟缓、身材矮小、通关手(断掌)等特点。其圆锥角膜、斜视、白内障及屈光不正的发病率也明显高于正常人(图 288)。

局部或全身长期暴露于含银的环境就会导致银质沉着病(图 289)。在 20 世纪上半叶，2%的硝酸银眼滴剂作为抗感染药物广泛运用于临床，是新生儿抗感染治疗的主要方法。但是在 1881 年，Carl Crede 发现每 300 例新生儿中至少有 1 例眼炎致盲。如今，在产房中已用红霉素软膏替代了硝酸银滴眼液。

威尔逊病综合征(肝豆状核变性)是

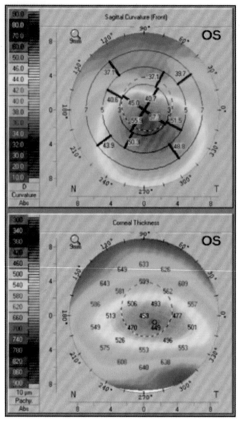

图 287 圆锥角膜患者的角膜地形图显示薄、较陡、位于角膜顶端偏心位置有 57.3D 屈光力，但厚度只有 449μm。正常角膜中央屈光力为 43D，厚度为 545μm，圆锥角膜的另一诊断要点为角膜后表面比前表面更陡(圆锥形)。(*Source*: Courtesy of Richard Witlin, MD.)

指肝脏及大脑内铜过度沉积，是一种罕见的常染色体显性遗传病，常在 40 岁之前发病，血浆载铜蛋白-血清铜蓝蛋白含量变少，其特异性的病变特征为铜沉积导致的角膜后弹力层、角膜缘相邻处的褐色或灰绿色的 K-F 环(图 290)。

皮样囊肿(图 291)是一种良性先天性肿瘤，也可在青春期出现，常可见突

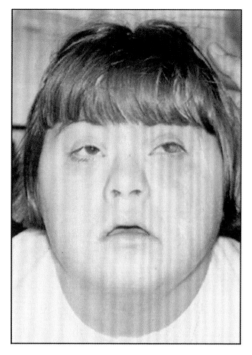

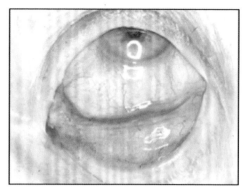

图 289 结膜、角膜及眼睑处有银沉积。在过去,硝酸银滴眼液作为预防性抗菌药物用于新生儿,但这种做法已被广谱抗生素滴眼液或药膏所取代。(*Source*: Courtesy of elliott Davidoff, MD.)

图 288 圆锥角膜伴唐氏综合征患者。后弹力层撕裂导致角膜水肿,同时该患者有其他的典型特征:面部扁平、小鼻子、低鼻梁、眼距狭窄、睑裂向上倾斜。(*Source*: Courtesy of Kenneth R. Kenyon, MD, and *Arch. Ophthalmol.*, Mar. 1976, Vol. 94, pp. 494–495, Copyright 1976, American Medical Association., All rights reserved.)

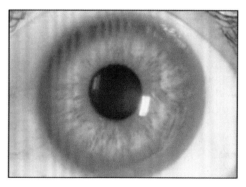

图 290 后弹力层处铜沉积引起边缘橘红色环(角膜色素环)是肝豆状核变性的特异性表现,可与附录 1 中图 589 中的角膜色素环相比。(*Source*: Courtesy of Denise de Freitas, MD. Paulista School of Medicine, Sao Paulo, Brazil.)

出的毛发,在角膜缘或眼眶内最常见。当影响到视力、容貌或感到不适时需要切除治疗。

结膜

结膜就是一种黏膜,球结膜覆盖巩膜并止于角膜边缘,睑结膜覆盖眼睑(图 292)。结膜内有液体,称为结膜水肿(图 293),常由变态反应引起,也可见于

感染性结膜炎、Grave 病相关甲状腺肿及较罕见的眼眶静脉瘀血。

在出现睑缘炎的情况下,要检查上眼睑的内表面或按摩睑板腺,首先要提醒患者,然后如下翻开眼睑:

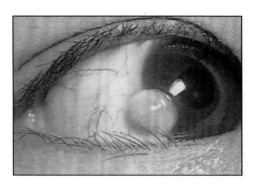

图 291 角膜皮样囊肿。

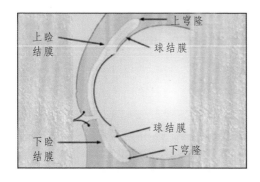

图 292 球结膜和睑结膜。

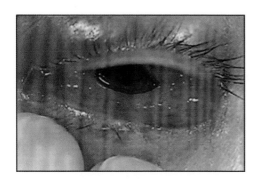

图 293 结膜水肿。

- 让患者睁开眼睛向下注视。
- 用手捏住上眼睑睫毛的根部。
- 在上、下推动上眼睑板边缘时向外向上拉起眼睑(在检查过程中患者应

当保持向下注视)。

- 将眼睑恢复到正常位置,让患者恢复正常眼位。

翼状胬肉(图 294)是指血管化的结膜呈三角形生长,累及鼻侧的角膜。导致翼状胬肉的病因有风和紫外线,可因影响容貌、自感不适或影响视力而切除。据报道,其复发率可高达 30%~40%,但是用自体移植物代替切除的结膜后,其复发率可明显下降到 2%(图 295 和图 296)。

睑裂斑(图 297 和图 298)是一种常见的、浅黄色的、良性结膜隆起,位于水平睑裂部,但常见于鼻侧,其次为颞侧。睑裂斑由胶原蛋白和弹性组织组成,偶尔也会变红,尤其是伴有变态反应时。通常不需要切除,但是如果睑裂斑导致慢性炎症、干扰配戴角膜接触镜或是影响容貌时考虑切除治疗。

结膜下出血(图 299)可能是自发性的,其常见原因包括揉眼和 Valsalva 动作(堵鼻鼓气),如咳嗽、打喷嚏、便秘和

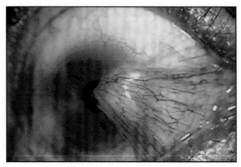

图 294 翼状胬肉。

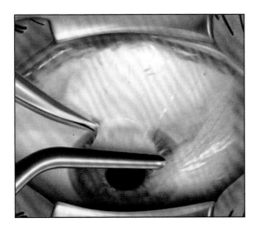

图 295　从上球结膜的自体结膜移植切除术。

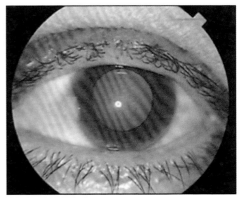

图 297　睑裂斑是一种非常常见的良性结膜黄色隆起,最常见于鼻侧。

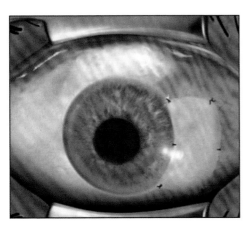

图 296　自体移植通常是在去除翼状胬肉后缝合到鼻侧的球结膜(很少粘连)。

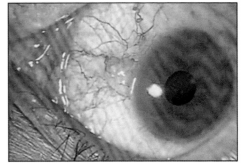

图 298　睑裂斑发炎。

干重体力工作等。血压升高和使用抗凝剂可能会增加其发病率。

　　淋巴管扩张症是指结膜淋巴管发生肿胀,在球结膜处更加明显(图 300)。起病时通常没有明显的原因,但可能与过敏有关。当出现症状时,需要进行烧灼或切除治疗。

　　结膜结石发病率很高,是位于睑结

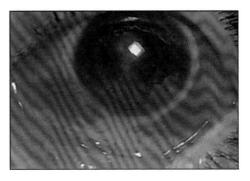

图 299　结膜下出血。

膜表面下浓缩变性的沉着物,通常为双侧发病、形态较小的良性、硬性、黄白色

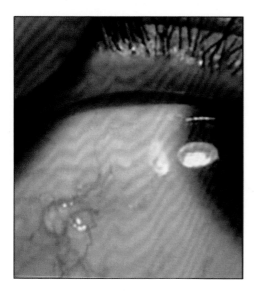

图 300　淋巴管扩张症。(*Source*: Courtesy of University of Iowa, Eyerounds.org.)

病变(图 301)。一般没有任何症状,但是当病变侵袭上覆结膜时可出现异物感。如果出现无法解释的角膜表面刺激,尤其是伴有角膜荧光素染色,需要对上眼睑进行检查。此类病变可以在裂隙灯下进行表面麻醉,用无菌针进行剔除。

结膜疣(乳头状瘤)是一种良性赘生物,常在感染人乳头瘤病毒后发病(图 302),更常出现在皮肤上(图 187)。睑球粘连(图 10 和图 304)是指眼球和睑结膜发生粘连。挛缩可导致睑内翻及倒睫,其最常见的病因包括化学烧伤、沙眼、病毒性结膜炎及以下两种以起疱为主要症状的免疫原性皮肤黏膜疾病。

- Stevens-Johnson 综合征是一种急性、对外源物质的免疫反应,通常是对药物发生免疫反应(图 10),此类疾病可影响皮肤和(或)眼睛,而且可能危及生命。

- 大疱性类天疱疮(图 303)是一种包括皮肤和结膜的自身免疫性疾病,此类疾病可持续好几年,不像 Stevens-Johnson 综合征,它并不会危及生命。确诊需要做组织活检。"Pemphix"在拉丁语中是水疱的意思。

结膜炎(表 12,第 94 页)可引起眼睛发红及异物感,其最常见的病因包括

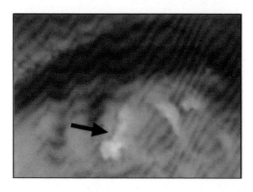

图 301　结膜结石。(*Source*: Courtesy of University of Iowa, Eyerounds.org.)

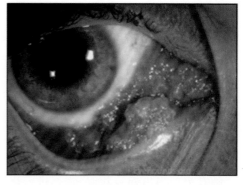

图 302　结膜赘肉(疣)伴典型的菜花状形态。(*Source*: Courtesy of University of Iowa, Eyerounds.org.)

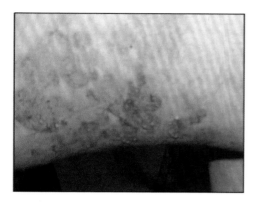

图 303　大疱性类天疱疮引起结膜炎、瘙痒、皮肤红色水疱。

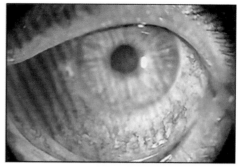

图 305　结膜炎通常是由细菌或病毒感染引起的。过敏导致的结膜较少出现眼红。

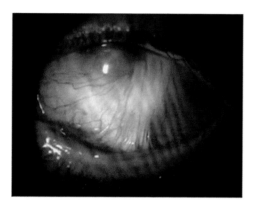

图 304　球结膜粘连到睑结膜应用玻璃棒或湿棉签分离，以预防形成永久性瘢痕。(*Source*: Kheirkhah et al., *Am. J. Ophthalmol.*, 2008, Vol. 146, p. 271. Reproduced with permission of elsevier.)

眼睛疲劳、污染物、吹风、粉尘、过敏反应及感染(图 305)，如果出现疼痛，往往提示病变累及角膜及眼内组织。增生肥大的睑结膜上皮伴新生血管长入，称为乳头状突起(图 306)，是巨乳头状结膜炎和春季卡他性结膜炎的最典型特征。

巨乳头状结膜炎(GPC)是不能配戴软性角膜接触镜最常见的原因，巨乳头主要在眼睑下生长。它是一种免疫反应，通常是对镜片上的黏液、碎屑发生反应，且在易过敏的人群中比较常见。治疗方法：增加更换角膜接触镜的频率，也就是说，每 2 周甚至每天更换一次角膜接触镜；减少角膜接触镜的配戴时间；保持镜片完全清洁；必要时停止配戴角膜接触镜。

春季卡他性结膜炎是一种过敏性疾病。在此类病变中，巨大的乳头位于上眼睑下方，可导致角膜擦伤。其常在 10 岁前发病，并可持续数年。巨乳头状结膜炎和春季卡他性结膜炎都用局部的肥大细胞抑制剂治疗，如 4%的色甘酸钠溶液，有时也用类固醇滴眼液治疗。

结膜的淋巴细胞反应引起的半透明隆起的结膜改变称为滤泡(图 307)，是结膜发炎导致的反应，尤其是病毒、衣原体及药物导致的发炎。

● 沙眼是一种沙眼衣原体感染导

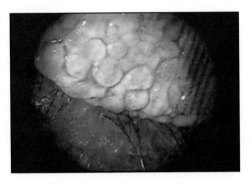

图306　睑结膜的乳头状突起。

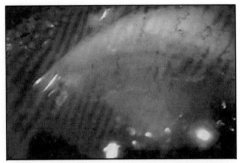

图308　由沙眼引起的结膜炎症。

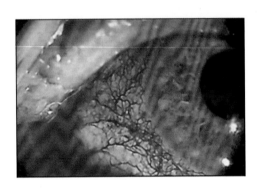

图307　睑结膜滤泡。

致的十分严重的角结膜炎。由于大规模使用抗生素治疗、改善面部清洁度，以及获得清洁水和卫生设施，全球风险已从2002年的10亿~50亿人减少到2019年的1.42亿人。除美国外，已有600万人因沙眼导致眼盲。起病初，在上眼睑结膜处可看到乳头或滤泡。结膜挛缩可导致睑内翻，从而导致倒睫，角膜炎症可导致角膜缘的血管化（角膜血管翳），严重的可导致角膜瘢痕及失明（图306至图308）。治疗方法：单剂量阿奇霉素，20mg/kg。

● 成人包涵体结膜炎是一种滤泡性结膜炎（图307），有时会伴有角膜炎。

成人包涵体结膜炎也是由沙眼衣原体引起的，与引起沙眼的沙眼衣原体是不同血清型的衣原体。此类微生物是最容易通过性接触传播的病原体，是美国疾病控制与预防中心法定的传染性疾病。在过去3年中，美国报告的可治疗性传播疾病病例数有所增加，最新的衣原体病例数为180万例，梅毒115 045例，淋病820 000例。新生儿有1.306例梅毒（图414和图415）、900 000例衣原体感染和200 000例淋病病例。在美国，新生儿出生数个小时内，会常规使用红霉素软膏或选择抗生素眼药水，包括莫西沙星、托百士或环丙沙星（表10，第67页），更少见的是硝酸银（图289）。

细菌性结膜炎会有黄-白色分泌物，其最常见的病原体为金黄色葡萄球菌、肺炎链球菌和流感嗜血杆菌。在治疗方面，往往不需要培养病原菌（图309和图310），可以直接使用比较常见的抗生素滴眼液（表10）。药膏会导致视物模糊，因此，在入睡之前使用效果最好。一

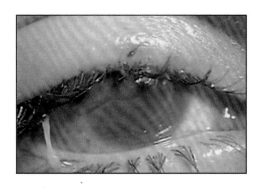

图 309 感染性结膜炎:假设结膜炎为"粉红色眼睛"——任何类型均有传染性分泌物和泪膜。彻底清洗双手和器械,并提醒患者也这样做,使用自己单独的毛巾。流行性角结膜炎(图 256)特别具有传染性,应清洁办公室门把手。艾滋病毒只在血、泪中发现,但要谨慎对待。在 30 例患有严重呼吸道症状的 COVID-19 患者中,只有 1 例眼泪中有新冠病毒,而且只有 1 例患者患有结膜炎。

且有慢性复发性的结膜炎、睑腺炎及睑板腺囊肿,都应当怀疑是否感染睑缘炎(图 153、图 154、图 206 至图 216、图 310)。

半数感染性结膜炎是由病毒引起的(图 309、图 310、图 395、表 10 和第 94 页表 12)。通常是双侧发病,伴有

大量泪液分泌,此时,会有类似于"感冒症状"的水样分泌物及耳前淋巴结肿大(图 148)。当病情对局部抗生素没有反应时,更有可能是病毒感染(表 10)。病原菌的培养通常也呈阴性。抗生素和类固醇激素联合应用固然会缓解症状,但是可加重非典型单纯疱疹病毒的感染。这可以通过裂隙灯检查排除。

过敏性结膜炎可有间歇性瘙痒、少量结膜充血、黏液分泌物、结膜水肿、眼睑水肿等表现。因暴露于空气中的过敏原、紫外线或干燥空气而加重的结膜充血,有时仅限于睑裂中暴露的结膜。通过将眼睑分开,并在覆盖的眼睑下看到白色结膜来发现它。治疗时,首先要尽量避免接触已知的刺激物、避免化妆,进行冷敷。当需要使用滴眼剂时,建议先用非处方药,再使用处方药,因为非处方药不仅较处方药实惠,而且同样会有很好的治疗效果。必要时,临床常用药可能含有以下 3 种成分的组合:减充血剂、抗组胺药或肥大细胞抑制剂。萘甲唑啉"减充血剂"与抗组胺药"非尼拉敏"组合(Opcon A、Visine A 和 Naphcon A)。与抗组胺药安他唑啉配合使用的减充血剂称为 Albalon A。这些肾上腺素减充血剂存在两个问题,就是停药后可能会引起反弹眼红。此外,它们会扩大瞳孔,并且偶有可能会导致闭角型青光眼(图 363 和图 364)。

应当嘱咐患者,当出现眼痛、视物

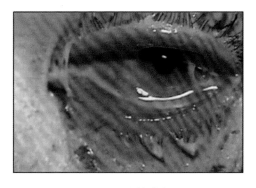

图 310 睑结膜炎。

模糊或眼睛发红症状加重时,及时就诊接受治疗。

肥大细胞存在于全身的结缔组织中,是免疫系统的一部分,含有组胺颗粒。通常推荐的肥大细胞抑制剂,每天 1 次,奥络他定(Pataday);每天 2 次,氮䓬斯汀(optiva);克罗莫林(Crolom);或酮替芬(Alaway 或 Zaditor)。对于更难治疗的病例,肥大细胞抑制剂可能更适合长期使用。第二类药物是 NSAID 酮咯酸(Acular),最多每天可使用 4 次。它可以减少前列腺素的释放(表 16,第 144 页)。第三种首选疗法包括类固醇药物,可单独使用或联合前两组使用。由于有更多的副作用,包括升高眼压和降低对感染的免疫力,尤其是单纯疱疹,通常在眼科护理专业人员的指导下使用。副作用最小的类固醇是氟米龙(FML)或氯替泼诺(Alrex)。需要调整合适的剂量以控制症状。引起发红的轻微眼睛刺激可用非处方溴莫尼定 0.025%(Lumify)治疗,该药物可在数分钟内起效,并持续长达 8 小时。

病情严重时,可增加口服抗组胺药,更加严重及慢性的患者注射"过敏疫苗"(免疫疗法)。在做完皮肤敏感性试验之后,过敏反应专科医生应在 3~5 年间注射少量的变应原。

结膜痣(图 311)呈褐色比较常见。结膜痣恶变形成黑色素瘤的比较少见。当出现卫星病灶、快速增长、隆起或发炎时(图 312),往往提示发生恶变。大约

75%的恶变患者原先就有良性色素性病变。

眼球色素沉着是指眼球部位色素过度沉着,包括虹膜、脉络膜及小梁网,后者可能会导致青光眼。巩膜外层或巩膜会出现蓝灰色(图 313)。当病变累及皮肤后,称为眼皮肤黑色素细胞增多症(眼颧部褐蓝痣)。此类病变与黑色素瘤密切相关,应当密切关注病情变化(图 380 至图 387)。

巩膜

巩膜是白色、纤维性的眼球外部的

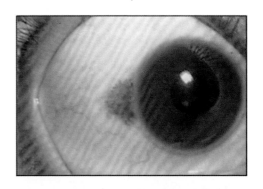

图 311 结膜色素瘤。

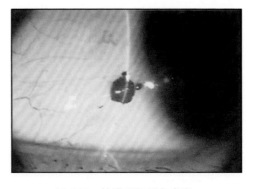

图 312 结膜恶性黑色素瘤。

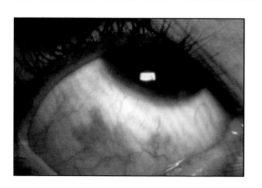

图 313 皮肤受累的黑色素沉着病(右下)发生葡萄膜黑色素瘤的概率增加 4 倍。(*Source: Courtesy of University of Iowa, Eyerounds.org.*)

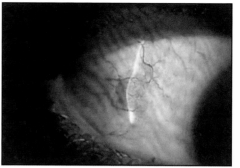

图 314 巩膜外层炎的发生率为 60%。

保护层,是角膜的延续。巩膜外层是血管化的薄层组织,覆盖整个巩膜。它的静脉网络从 Schlemm 管和葡萄膜巩膜通路排出水(图 319 至图 322)。该系统任何地方的阻塞都会导致高眼压,从而导致青光眼。主要的青光眼药物(前列腺素类似物)通过打开通向巩膜外静脉的葡萄膜巩膜通路来降低眼压(图321)。

眼球筋膜是一层薄的纤维膜,位于巩膜和结膜之间。Subtenon 注射的药物,最常见的是类固醇和抗生素,通过高渗透性巩膜进入眼内(图 367)。

巩膜外层炎具有局限性、隆起、敏感度较强等特点,通常不痛(图 314)。其会持续数周,局部使用类固醇激素可以抑制发痒或不适症状。它常常由非特性免疫反应导致,但是,在尿酸盐沉积病、梅毒、类风湿关节炎及胃肠道疾病中比较少见。

巩膜炎是指巩膜发生炎症反应,往往病情较严重,甚至可以导致失明。但是,与巩膜外层炎不同,巩膜炎通常会有疼痛感。当局部滴注 10%的去氧肾上腺素时,深部充血的血管不会变白。25%的巩膜炎患者与全身免疫或感染性疾病,如系统性红斑狼疮、类风湿关节炎、莱姆病、肺结核、梅毒等相关。而结膜深层可视血管的扩张往往与前巩膜炎相关(图 315)。

后巩膜炎会导致脉络膜积液(图 351),甚至视网膜脱离。治疗时需要全身使用皮质类固醇、抗代谢药物或抗感染药物等。血液检查包括结节病的血管

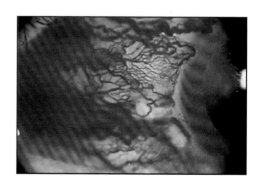

图 315 巩膜炎。

紧张素转换酶(ACE)、狼疮的抗核抗体、韦格纳肉芽肿病的抗中性粒细胞胞浆抗体(CANCA)、动脉炎的P-抗中性粒细胞胞浆抗体(PANCA)、发荧光的梅毒螺旋体抗体(FTA)ABS和性病研究所实验(VDRL)、莱姆病的ELISA免疫印迹、类风湿关节炎的类风湿因子(RF)、非特异性全身炎症反应的C反应蛋白和血沉。口服非甾体抗炎药和类固醇是治疗的主要手段(表16,第144页)。

　　蓝色巩膜主要是由巩膜透明度增加导致脉络膜色素显色引起的。在新生儿中出现蓝色巩膜是生理性的,但是在成骨不全的患者中出现蓝色巩膜则为病理性(蓝色巩膜伴成骨不全),在类风湿关节炎患者伴有巩膜炎时也会出现病理性蓝色巩膜(图316)。

　　巩膜葡萄肿是由蓝色葡萄膜组织局部脱垂到薄层的巩膜导致的,常见于类风湿关节炎、病理性近视 (超过10天)及创伤(图317)。

　　黄疸是指因胆红素水平增高导致皮肤或巩膜颜色发黄(图318)。其原因为巩膜中的弹性蛋白对胆红素的亲和力较高,因此,黄疸是最早出现的症状。在成年人,总胆红素一般为0.3~1.0mg/dL,新生儿为 1.0~12mg/dL。当成年人总胆红素含量超过 12mg/dL 时会出现黄疸症状,新生儿超过 12mg/dL 则会出现智力发育迟缓,这种现象称为核黄疸。

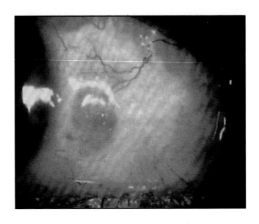

图 317　葡萄肿是指由巩膜抵抗力减弱引起眼球壁向外膨出(膨胀)。其最常见病因主要有病理性近视、外伤、眼内压增高或巩膜炎引起的炎性损伤。

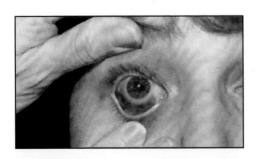

图 316　类风湿关节炎引起巩膜变薄,可见其下的脉络膜。

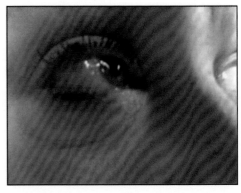

图 318　黄疸:胆红素升高导致皮肤和巩膜发黄。

第 **7** 章

青光眼

知道自己是否患有青光眼的唯一方法是进行检查。

青光眼是一种由于眼压升高，压迫到血管影响神经的血液供应或压迫到神经节细胞的轴突影响轴突运输的视神经疾病。神经损害导致的视力丧失，通常是不可逆的。

眼压是由房水生成和流出的平衡来维持的。由睫状突产生的房水（图319至图321）从后房（虹膜后面的空间）通

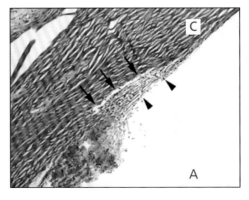

图320 组织学提示 Schlemm 管（箭头所示）、小梁网（三角箭头所示）、房水（A）和角膜（C）。

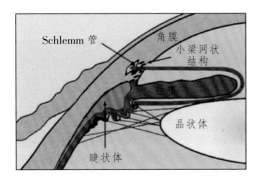

图319 房水自睫状体流至 Schlemm 管。(*Source*: Courtesy of Pfizer Pharmaceuticals.)

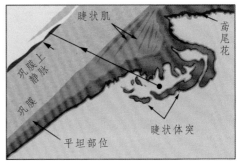

图321 睫状突产生的房水通过睫状体和巩膜流出眼外，到达巩膜上静脉。

115

过瞳孔进入前房(图319),然后大部分经小梁网,通过 Schlemm 管通道,经巩膜外静脉流出眼球。另有大约15%的房水通过睫状体和巩膜(图321和图322),经巩膜和巩膜上静脉丛(葡萄膜–巩膜途径)排出眼外。

青光眼与可疑性青光眼

正常眼压为 10~20mmHg,由于存在昼夜节律,应在一天中的不同时间进行测量。无论什么情况,一旦眼压超过28mmHg,通常都需要进行治疗。当眼压达到 20~27mmHg,伴有视力下降,有青光眼家族史,出现视盘苍白、视杯增大、神经节纤维变薄等视神经受损表现时需接受治疗(图334至图343)。眼压为20~27mmHg,但没有其他可疑青光眼表现的患者被称为青光眼疑似患者。需要对这部分患者进行更频繁的随访,包括监测眼压、视野和视神经变化。当开始治疗时,眼压通常被控制在 20mmHg 以下,以防止视力丧失。然而,虽然有些患者眼内压控制得很好,最终也可能失明。这些患者需要进一步降低眼内压,这类情况被称为低眼压或正常眼压性青光眼。在亚洲,这两类青光眼患者占所有青光眼患者的 90%,在全世界则只占不到 50%。

有几种仪器可以通过压迫角膜间接测量眼内压,具体如下。

● Goldmann 压平眼压计(图323)是最精确的眼内压测量仪。它与裂隙灯结合使用,需要使用麻醉滴剂和荧光素染料。

● Schiötz 眼压计和 Tono-Pen 平板眼压计是便携式仪器(图324),也可以压迫麻醉的角膜,主要用于床边测量。

● 喷气式眼压计通过向眼球喷气测量眼压。由于它不需要滴眼药水或接触角膜,所以技术人员经常使用,但较其他测量方法,被测者主观感受差,且

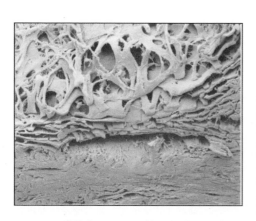

图 322　覆盖在 Schlemm 管上的小梁网的显微视图。该网状结构的障碍物阻止了房水到达眼外,导致眼压增高。

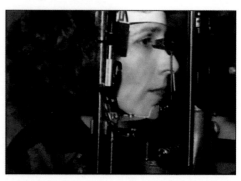

图 323　Goldmann 压平眼压计:测量眼压的金标准。

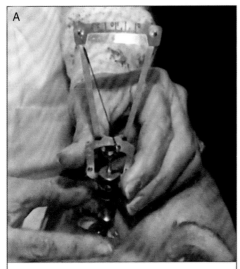

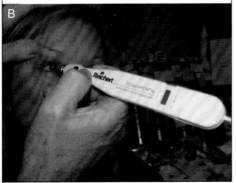

图 324　便携式眼压计。(**A**)Schiötz 眼压计。(**B**)Tono-Pen 平板眼压计。

准确性稍差。

　　在这 3 种仪器中,眼压计读数只是对实际眼压的估计。较厚的角膜需要额外的力量压迫,因此,读数较实际眼内压升高,而薄角膜则相反。对于青光眼疑似患者来说,眼压测量的精确性至关重要,因此为了更加接近真实眼压,可使用超声测厚仪来测量角膜中央的厚度。用角膜厚度的换算系数调整眼压计度数。可将薄角膜的测压读数向上调整,

或将厚角膜的读数向下调整(图 325)。对于有瘢痕的不规则角膜或不合作的患者,用指尖评估可得到一个粗略的评估值。

前房角

　　大部分房水经小梁网,然后在进入 Schlemm 管后离开眼球(图 326),小梁网是位于角膜和虹膜之间的棕褐色至深褐色带(图 327)。Schlemm 管是一个 360°的圆管,通往巩膜和巩膜外静脉丛。

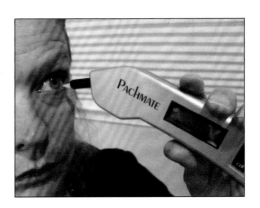

图 325　用超声测厚仪测量角膜厚度。

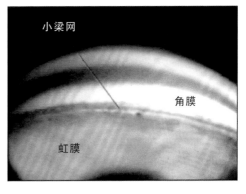

图 326　正常的小梁网:在前房角镜中可见 4 级房角。

前房角一般为 15°~45°，可以用裂隙灯估计该角的大小（图 328 和图 329），但前房角镜比裂隙灯的测量更准确（图 330 和图 331）。在开角型青光眼中，小梁网受阻，而在闭角型青光眼，虹膜和角膜之间的距离太窄，导致房水不能到达小梁网。当前房角变窄达到 0~2 级时（图 333），具有发生完全关闭的风险。当前房角为 3 级或 4 级时，则没有完全关

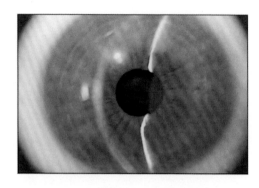

图 329　近视眼深前房伴宽房角。

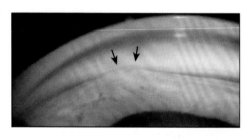

图 327　周边虹膜前粘连是虹膜和角膜之间的粘连，部分阻碍了小梁网，有时是由既往闭角型青光眼或虹膜炎所致，这会减少房水的流出。区别于虹膜和晶状体之间的后粘连（图 397 至图 399）。（*Source*: Courtesy of Eyerounds.org, University of Iowa.）

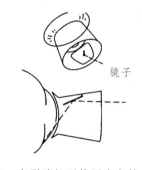

图 330　在裂隙灯下使用房角镜可见小梁网（图 332）。

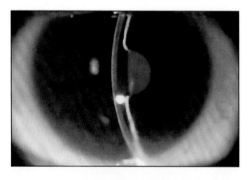

图 328　前房是虹膜和角膜之间的空间。在远视眼中，前房较浅，导致窄房角。

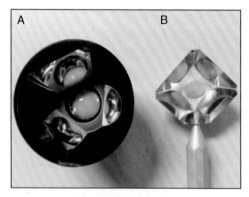

图 331　(A)Goldmann 透镜和 (B)Zeiss 前房角镜片用于在裂隙灯下检查房角。Goldmann 透镜也能精确地观察到视盘。

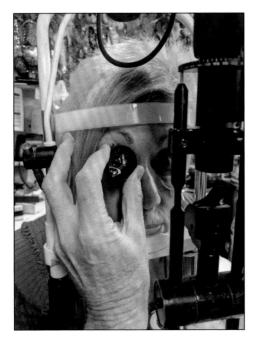

图 332　在裂隙灯下使用 Goldmann 透镜检查房角。

闭的风险。

视盘（视乳头）

视盘是神经节细胞轴突穿出眼球

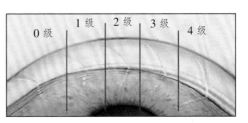

图 333　分级从 0 级到 4 级的房角。（*Source: Courtesy of Pfizer Pharmaceuticals.*）

的圆形交界处，神经节细胞的轴突穿出眼球后获得髓鞘形成视神经（图 334 至图 337、图 339 和图 474）。筛板是眼球巩膜壁穿孔的延续部分，是视网膜神经节细胞的轴突、视网膜中央动脉及静脉穿出眼球的通道，从而形成视杯的底部（图 335）。其内部的中央凹陷处形成了视杯，视杯通常小于视盘直径的 1/3，但有时较大的视杯也是正常的（图 340）。

神经纤维损伤的迹象

视神经受到压迫导致损伤：

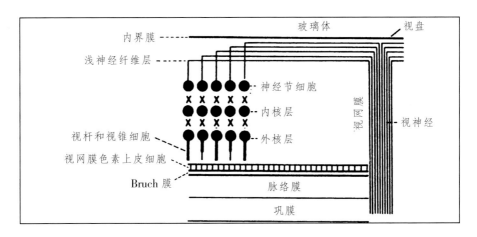

图 334　视网膜横截面示意图。

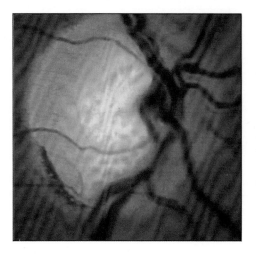

图 335　视盘的底部为筛板。图像显示神经和血管通过筛孔。(*Source*: Courtesy of University of Iowa, Eyerounds.org.)

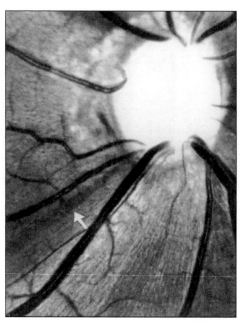

图 337　"无红色"照片中,青光眼视杯和视网膜神经纤维层的缺失(白色箭头所示)。无条纹的黑色区域是纤维损失的特征性病症,从视盘向外扇形散开并进一步扩大。(*Source*: Courtesy of Michael P. Kelly.)

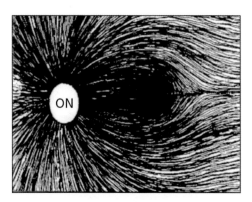

图 336　视网膜神经纤维层绘制图,由 120 万个神经节细胞轴突汇聚形成视神经(ON)。

- 视杯/视盘比增加(图 340)。
- 视杯凹陷更加明显,且双眼不对称。
- 血管向鼻侧移位(图 340D)。
- 视盘边缘毛细血管消失,变成苍白色伴有火焰状出血(图 340C)。与青光眼患者常见的周边视野缺损不同,这部

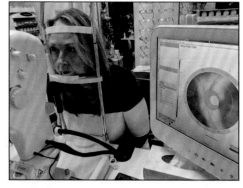

图 338　OCT 显示在下方和上方有较厚的正常神经纤维层。

分患者常有中心视野的快速丧失。

- 视网膜神经纤维层弥漫性损失

（图 337 和图 343）。

视盘的病变可以进行精确的图像、照片、OCT、GDx 检测（图 338、图 339、图 341 至图 343）。通常用 OCT、GDx 测量视盘（较少在黄斑部）周围视神经纤维层的厚度，这一结果对于视野出现明显缺损之前的青光眼早期阶段的诊断具有重要意义。在两次测试之间，5μm 的厚度减少是具有显著意义的（血红细胞的直径为 7μm）。

青光眼视野缺损的典型表现（图 344）：

• Bjerrum 暗点从盲点向鼻部弧形延伸。

• 岛状缺损可能扩大为 Bjerrum 盲点。

• 在中心视力丧失之前出现的向心性视野缺损。

• Rōnne 的鼻侧阶梯是指在水平线以上或以下的周边鼻侧视野缺损。

开角型青光眼应在视野缺损之前，根据眼压、视神经表现、神经纤维层厚度、家族史进行诊断和治疗。如果等到视野缺损才治疗，则 20% 的神经纤维层可能已经缺失。

治疗的目标眼压值应在 20mmHg 以下，或者降低至不再引起视野丧失、视杯增大或视神经纤维损伤的水平。每位患者都应该有一个目标眼压，对于重度青光眼患者或视神经损伤进行性加重的患者，应设一个更低的目标眼压。一般情况下，目标眼压维持在十几毫米

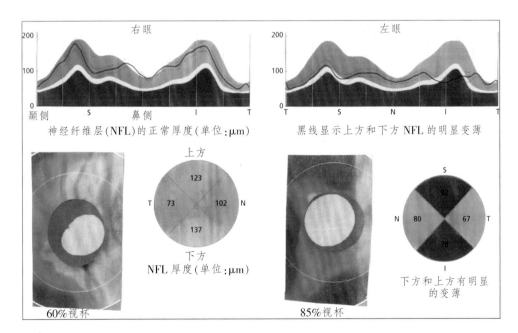

图 339 左眼青光眼的 OCT 显示左眼的神经节细胞轴突层（神经纤维层）更薄，左眼视杯更大。注意黄色的神经节细胞纤维在健康的右眼中更加突出，并且在上方、下方有正常增加的厚度。

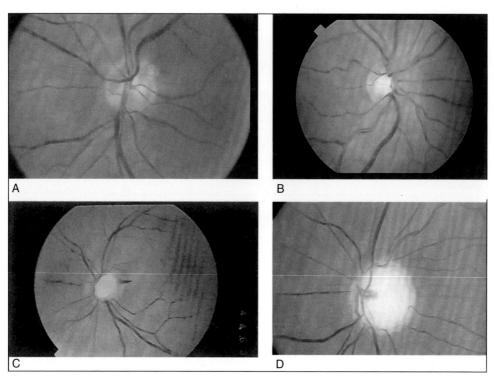

图 340　视杯/视盘比。(A)C/D=0.25。(B)C/D=0.40。(C)C/D=0.70 伴出血。(D)C/D=0.90。有些人从出生时就有正常的大视杯。随着年龄的增长，他们可能更容易受到低眼压造成的缺血损伤，因此这部分人更应该被监测。

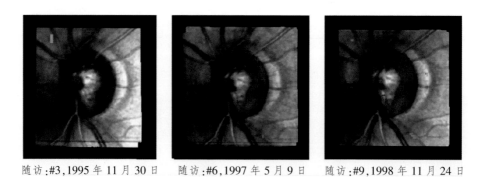

随访:#3,1995 年 11 月 30 日　　随访:#6,1997 年 5 月 9 日　　随访:#9,1998 年 11 月 24 日

图 341　OCT 图像,红色表示 3 年内进行性的视杯凹陷。(*Source*: Courtesy of Heidelberg Engineering, Inc.)

汞柱通常就足够了。眼内压在十几毫米汞柱时,出现视野缺损和神经纤维损伤

继续加重, 那么眼内压需要进一步降低,通常低于 10mmHg,这种情况称为低

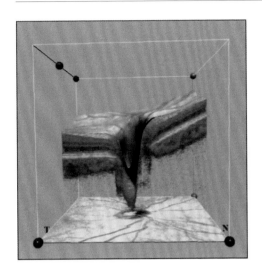

图 342 三维 OCT 使用高速/超高分辨率创建多个视神经杯的横断面图像。(*Source*: Courtesy of Elizabeth Affel, OCT–C, Wills Eye Hospital.)

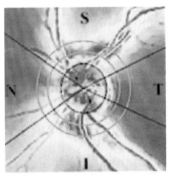

健康的视网膜神经纤维层

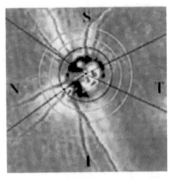

中度视网膜神经纤维缺失

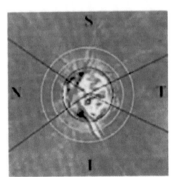

严重的视网膜神经纤维缺失
厚度图例(μm)

0	20	40	60	80	100	120	140	160	180	200

图 343 彩色编码的 GDx 偏振扫描激光仪显示几年来较厚(黄色所示)的神经纤维层的消失。应该注意的是,神经纤维层通常是下方最厚,其次是上方、鼻侧,然后是颞侧。这可以用缩写 ISN'T 来记忆。(*Source*: Courtesy of Carl Zeiss Meditec., Inc.)

压性青光眼。降眼压治疗需要使用一种或多种药物联合;每类药物中各一种(表 13,第 125 页),或需要增加手术治疗。

药物治疗(表 13)

开角型青光眼的初步治疗通常从滴眼液开始。要确保正确使用滴眼液。一般只有 20%的眼药水停留在眼表,大部分流到脸颊或鼻子里。4 分钟后,只有 10%仍留在眼内,10 分钟后只有 3.4%留在眼内,因此,应该至少等 10 分钟再滴第二滴。滴入滴眼液后闭眼以阻止眨眼时的抽吸作用、按压泪点区都会增加药物吸收(图 151)。美国青光眼协会尚未推荐使用大麻治疗青光眼。

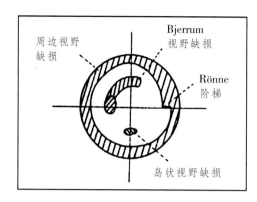

图 344　青光眼的视野缺损。

开角型青光眼的手术治疗

不幸的是,多达 60% 的患者不能按照规定时间用药,尤其是在使用一种以上的药物时。一定要询问他们在本次就诊前是否已经使用滴眼液。如果正确使用药物不能控制眼压,可以进行手术。手术首先是为了增加房水的流出,少数术式是减少房水的分泌。选择性激光小梁成形术(SLT)使用 Nd:YAG 激光或氩激光小梁成形术(ALT)作用于小梁网,增加房水流出量 (图 345 和图 346),通常是治疗的首选方法。一些医生建议在使用眼药水治疗之前先进行 SLT 治疗,特别是当使用滴眼液的成本或不便成为问题时。与氩气技术不同,如果需要,SLT 可以在小梁网的同一区域重复进行多次,通常可以将眼压降低 20%,效果持续 1~5 年。2020 年最新的研究表明,该方法的降压效果可能平均只持续 3 年。

如果眼压仍然过高,可以在角膜缘开一个手术孔(小梁切除术),通过巩膜和结膜下引流房水 (图 347 至图 349)。这一直是治疗高眼压的金标准术式。将结膜和肌腱筋膜与下面的巩膜轻轻分离后,向角膜缘剥离一个三角形的半厚巩膜。在剩余巩膜上切开一个小窗口,以创造一个进入前房的开口。将巩膜瓣部分闭合,然后安全地闭合覆盖其上的结膜和腱膜。如果该引流口闭合,可以重复小梁切除术,这通常是由于巩膜瓣的瘢痕造成的。在手术时,可以在该区域局部使用抗纤维化的药物,如 0.02% 的丝裂霉素,以防止瘢痕的产生和引流通道的关闭。如果仍然不成功,可以植入引流阀连接前房和结膜下腔隙 (图 353)。由于只有覆盖的结膜保护着眼球内部,因此这两种方法极易使眼睛内部受到感染(图 352)。另一个并发症是由高滤过或伤口渗漏造成的眼压过低。

低眼压可能导致角膜褶皱(基质)(图 267)、黄斑水肿(图 350 和图 351)和脉络膜渗出(脉络膜新生血管)。可通过 Seidel 试验确定结膜渗漏,即在可疑部位放置荧光素染料。钴蓝光被用来显示被染成绿色的房水渗漏。大约 15% 的小梁切除术和 5% 使用引流装置(支架)的病例会出现房水过度引流 (图 353)。在 2020 年的一项研究中,比较了 117 例小梁切除术与 125 例引流阀植入术,3 年后两者的降压效果没有显著差异。

小梁切除术的并发症导致了微创

表 13　常见的青光眼药物和副作用

作用	分类	化学名称	商品名	浓度	剂量	评价
减少睫状突的房水分泌	β受体阻滞剂	噻吗洛尔(G)	噻吗心安 Betimol	0.25%和 0.5%滴眼液	BID	减慢心率 加剧呼吸系统疾病 倍他洛尔对心脏有选择作用 全身性副作用小
		噻吗洛尔凝胶	Timoptic XE	0.2%和 0.5%滴眼液	QD	
		倍他洛尔(G)	Betoptic S	0.25%滴眼液	BID	
			噻吗心安	1/2 PF 滴眼液	单剂量安瓿瓶	
	碳酸酐酶抑制剂					
	局部	多佐胺	Trusopt	2%滴眼液	TID	抑制骨髓
		布林佐胺	派立明	1%滴眼液	TID	
	口服	乙酰唑胺	Diamox	250mg 片剂	QID	抑制骨髓
				500mg 片剂	BID	
增加葡萄膜巩膜外流通路(图321)	前列腺素衍生物	拉坦前列素(最宜也最常用)	适利达	0.005%滴眼液	HS	眼睑睫毛变长伴虹膜和眼周(眼皮)皮肤色素沉着,睑脂肪减少(图 11 至图 13)
		曲伏前列素	Travatan Z	0.004%滴眼液	HS	
		贝马前列素	卢美根	0.01%滴眼液	HS	不含防腐剂的安瓿瓶(无瓶)
		他氟前列素	泰普洛斯	0.015%滴眼液	HS	
增加小梁网流出(图319)	拟胆碱能神经药物	毛果芸香碱	Pilocar	0.5%~0.6%滴眼液	QID	视网膜脱离,小瞳孔,偏头疼
	Rho 激酶抑制剂	Rhopressa	Netarsudil	0.02%滴眼液	QD	结膜充血,角膜脂质沉积

（待续）

表13（续）

作用	分类	化学名称	商品名	浓度	剂量	评价
减少房水分泌和增加葡萄膜巩膜外流	α肾上腺素受体激动剂	溴莫尼定	阿法根	0.01%、0.15%和0.2%	TID	容易过敏
增加葡萄膜巩膜和小梁网外流	前列腺素类似物释放氧化亚氮	拉坦前列素	适利达	0.024%滴眼液	HS	一氧化氮成分比其他前列腺素额外降低眼压2mmHg，但价格昂贵
青光眼联合用药（方便）						
		奈舒地尔和拉坦前列素滴眼液	Rocklatan	0.02%和0.005%滴眼液	HS	价格昂贵
		布林佐胺莫尼定滴眼液	Simbrinza	0.2%和1%滴眼液	TID	
		噻吗洛尔和多佐胺滴眼液	Cosopt	0.5%和2%滴眼液	BID	最便宜
		溴莫尼定和噻吗洛尔滴眼液	Combigan	0.2%和0.5%滴眼液	BID	

有通用型（G）或无防腐剂型（PF）。

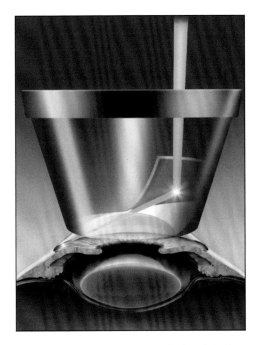

图 345　选择性激光小梁成形术需要在眼睛上安装反射镜,以使激光可视化,将激光聚焦在无法直接看到的小梁网上。

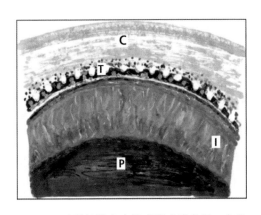

图 346　选择性激光小梁成形术示意图。在整个 360° 的圆周上,对色素小梁网使用多达 100 个光斑(导致气泡形成)。到目前为止,还没有出现威胁视力的并发症。它增加了通过小梁网的房水流出。C,角膜;T,小梁网;I,虹膜;P,瞳孔。

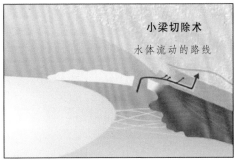

图 347　手术小梁切除术示意图。房水自虹膜切除处,通过睫状体从巩膜隧道流出,从结膜下流出眼球。(*Source*: Courtesy of Pfizer Pharmaceuticals.)

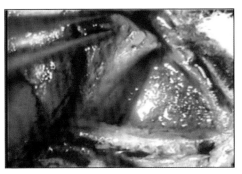

图 348　沿角膜缘剥离巩膜,暴露巩膜静脉窦。

青光眼手术(MIGS)的发展。在一种技术中,两个微小的钛合金支架(iStent)通过单一的角膜切口植入受阻的小梁网,其侧孔开到 Schlemm 管(图 354)。一般间隔 2~3 个钟头放置。由于白内障手术已属内眼手术,所以它通常作为白内障手术的次要程序进行。这是 FDA 有史以来批准的最小的设备。

另一种 MIGS 技术使用一种称为小梁消融术的手术器械。它使用电脉冲来

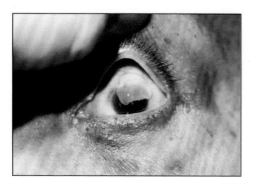

图349 小梁切除术是通过手术从前房到结膜下的空间造一个引流通道。此处所示的滤泡太大，累及角膜，因此需要手术处理。(*Source*: Courtesy of Steven Brown, MD, and *Arch. Ophthalmol.*, Nov. 1999, Vol. 1, p. 156. Copyright 1999, American Medical Association. All rights reserved.)

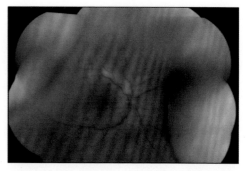

图351 过低的眼内压(低血压)或后部巩膜炎可引起脉络膜渗出，并有浆液性液体聚集，被称为浆液性脉络膜脱离。它导致视网膜隆起，可与视网膜脱离相混淆。它是光滑的、球形的，有时是360°的，同时伴有低眼压的表现，这有助于将其与视网膜脱离(RD)相区别(图578)。RD通常有皱褶，并伴有视网膜孔，眼压正常。

汽化约90°的病变小梁组织，这些组织阻碍了通往Schlemm管的通道(图355至图357)。小梁网也可以用Kahook双刀切除(图358和图359)。切除小梁网会产生一个比简单切开法(房角切开术)更难闭合的切口，而房角切开术在以前是治疗先天性青光眼的主要方法。

以上讨论的手术增加了眼球的水

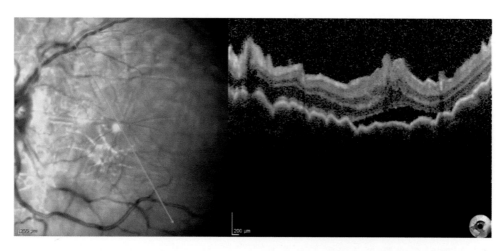

图350 眼底照片与OCT显示的黄斑区的视网膜皱褶。角膜也可能出现褶皱(条纹)(图267)。通常寻求其目标眼压为6mmHg或更高。与正常人的OCT进行比较(图463)。(*Source*: Courtesy of University of Iowa, Eyerounds.org.)

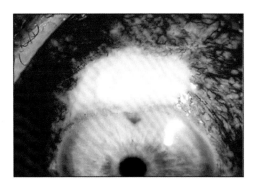

图 352　小梁切除术后 2 年滤过泡相关感染率约为 1.5%，但是随着随访时间的增加，感染率可达 8%。图像显示的滤泡太薄而引起了感染。该眼有发生眼内炎的风险，最终会致盲。(*Source*: Courtesy of Donald L. Bendenz and *Arch. Ophthalmol.*, Aug. 1999, Vol. 117, p.1010. Copyright 1999, American Medical Association. All rights reserved.)

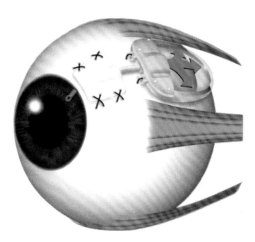

图 353　Ahmed 青光眼阀。前房的管道将房水引流到结膜下。为了防止结膜糜烂，植入物可以用市售的人类角膜、巩膜或心包膜组成的移植体覆盖。事实证明，离角膜内皮太近的植入管有可能导致角膜水肿的发生。(*Source*: Courtesy of New World Medical, Inc.)

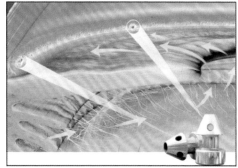

图 354　钛合金 iStent 小梁微旁路支架(Glaukos)将水从前房排入 Schlemm 管，有效地绕过阻塞的小梁网。

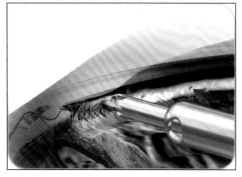

图 355　小梁消融术消融 Schlemm 管。(*Source*: Invented by Roy Chuck, MD, and George Baerveldt, MD, Albert Einstein Medical School.)

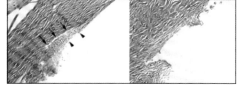

图 356　小梁消融术切除小梁网(↑↑)以暴露 Schlemm 管(↑↑↑)。

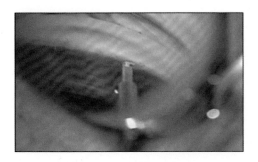

图 357　小梁消融术的照片。

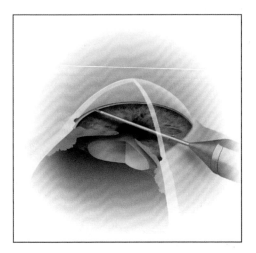

图 358　Kahook 双刀避开结膜进入角膜。
(*Source*: Courtesy of New World Medical.)

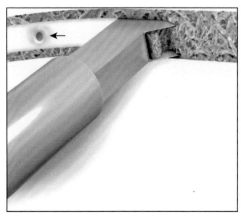

图 359　Kahook 双刀用于移除 3~4 小时的小
梁网，也得注意之前插入的支架。(*Source*:
Courtesy of New World Medical.)

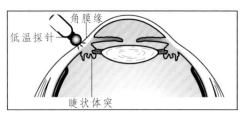

图 360　经巩膜外冷凝术用于角膜边缘向后
1mm，180°范围，冷凝时间应少于 20 秒。经巩膜
外冷凝术也可用于破坏部分睫状体。

分流出。另一个策略是通过破坏一些睫
状突以减少房水的分泌。为了实现这一
目标，可直接对覆盖睫状突的区域进行
巩膜"低温冷冻"或激光治疗（图 360）
——内镜下睫状体光凝术可进入眼内
进行，通常在白内障手术期间，利用直
接可视化的激光来破坏睫状突（图361）。

闭角型青光眼

　　闭角型青光眼的发病率较上述开

角型青光眼低，且两者的治疗方法同（表
14，第 132 页）。闭角型青光眼常见于前
房较浅的远视眼。在这些远视且伴有短
眼轴的眼中，其虹膜更接近于角膜（图
328、图 329、图 362 和图 364）。当瞳孔
呈中度扩张时，窄房角会变得更加狭窄。
此时，虹膜和晶状体之间有最大限度的
接触，从而阻止了房水到达前房和小梁
网。这种"瞳孔阻滞"使得房水积聚在虹
膜后面，并将虹膜向前推得更远，直到

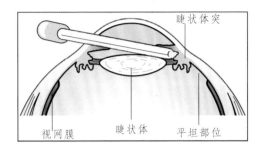

图 361 内镜下睫状体光凝术破坏分泌房水的部分睫状突。通常将由光源、激光和摄像头组成的探头插入角膜缘附近或睫状体平坦部。通常治疗 170°~280°的范围。最常见的副作用可能包括虹膜炎和暂时性视力下降。

房角完全关闭。房角的完全关闭导致眼内压突然升高,超过 60mmHg 时对瞳孔造成损伤,引起瞳孔固定和散大。

闭角型青光眼的症状包括疼痛、视力模糊、光晕和恶心。体征包括瞳孔中度散大,以及角膜水肿伴结膜血管扩张(图 363、图 364 和图 396)。

导致瞳孔扩张的原因可能是肾上腺素能药物对瞳孔括约肌的刺激,如用于治疗过敏的去甲肾上腺素,以及用于视网膜检查时使用的散瞳药去氧肾上腺素。压力或黑暗等诱因也可能导致此类症状的发作。用于治疗虹膜炎的抗胆碱药(表 17,第 145 页)等可能会通过麻痹瞳孔括约肌而引起瞳孔的散大。用于

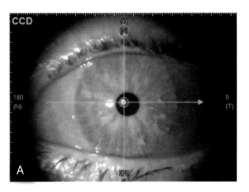

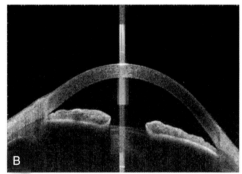

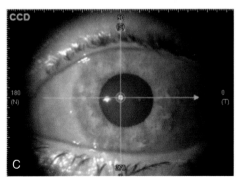

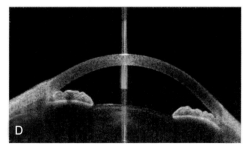

图 362 扩瞳后房角关闭的 OCT 图像(表 8,第 50 页)。(*Source*: Courtesy of Dr. Jorge Vila-Artega and Dr. Isabel Pascual Camps, Clinica Vila, Valencia, Spain.)(A)小瞳孔。(C)房角开放。(B)散瞳。(D)散瞳后房角关闭。

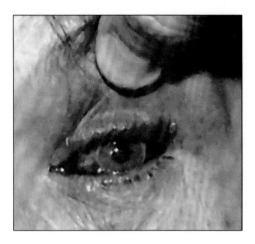

图 363 急性闭角型青光眼伴瞳孔散大。

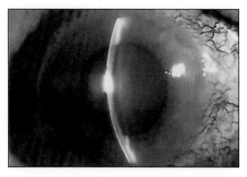

图 364 急性闭角型青光眼。当眼压缓慢地升到 35mmHg 以上时,会引起一种非典型性青光眼的疼痛症状。这种高眼压状态可能会损伤瞳孔括约肌和角膜内皮,导致瞳孔扩张和角膜水肿(表 14)。

治疗癫痫和预防偏头痛的托吡酯(妥泰)也可能通过引起睫状体脉络膜积液而引起瞳孔扩张。积液的存在可将虹膜推向前方,出现这种情况应立即停药。

治疗闭角型青光眼首先需要降低眼压和消除角膜水肿。它通常包括 1% 的毛果芸香碱收缩瞳孔,以及多达 3 种其他类型的降压眼药水。如果眼压仍然过高,可使用短效的高渗溶液,如可静脉注射 20% 的甘露醇和口服 50% 的甘油。两者都是通过增加血浆的渗透压促使眼压下降。一旦患者症状缓解,可以局部应用 2% 的高渗生理盐水进一步消除角膜水肿。之后,可以进行激光虹膜切开术(图 365)。这样做可使房水不受瞳孔阻滞影响流入前房。该手术通常可使闭角型青光眼永久性治愈,且在瞳孔扩张时不受影响。当虹膜切开术不成功

表 14 常见青光眼类型		
	原发性开角型青光眼	闭角型青光眼
发病率	70%	10%
病因	不明原因引起小梁网阻塞,通常为遗传性;发病率随着年龄的增长而增加	闭角型青光眼的发病率随年龄和远视度数的增加而增加
症状	通常是无症状的	眼红、眼疼;光晕;恶心
体征	眼压升高	眼压明显升高
	视盘凹陷增加	雾状角膜
	视野缺损	固定的、中等散大的瞳孔
	OCT 显示神经纤维层变薄(图 339)	结膜充血

时,可选择晶状体摘除。如果患者前房角窄, 可预防性地进行虹膜切开术,尤其是当他们既往发作过导致虹膜周边前粘连(PAS)(图 327)、闭角性青光眼家族史或有高眼压。

继发性开角型青光眼,是一种比较罕见的青光眼类型,可能是由色素堵塞小梁网(如黑眼病)(图 366)、假性剥脱

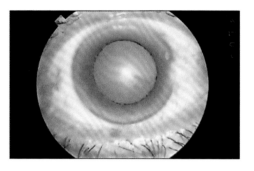

图 365 Nd:YAG 激光术在 2 点钟方向行周边虹膜切开。

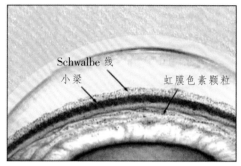

图 366 色素播散综合征引起的继发性青光眼。

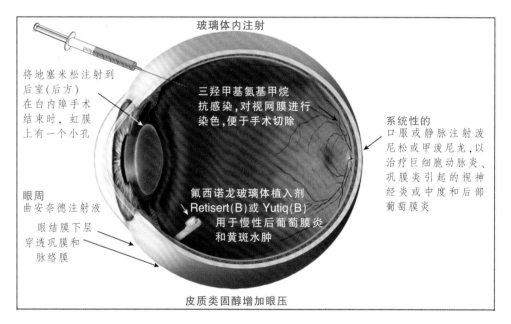

图 367 类固醇有多种类型。皮质类固醇是其中一种。皮质醇的名称来自它在肾脏顶部的肾上腺皮质中的产生部位。上面显示的合成等价物具有类似的分子结构,即 3 个己烷环和 1 个戊烷环。然而,它们在抗感染效力和作用时间上有所不同。没有能力测量眼压的皮质类固醇处方者应与眼科医生联系,以确定应多久测量一次。所有的药物都可以提高眼压,有些药物比其他药物更容易提高眼压(B,品牌;G,通用)。

综合征(图 368)、前房积血(图 369),眼眶疾病和海绵窦血栓或瘘引起的静脉充瘀血原因引起。虹膜新生血管病变的患者(图 388 和图 389)不仅要治疗眼压的升高,还要治疗导致眼压升高的视网膜缺血。皮质类固醇也可能会使眼压升高,特别是在长期高浓度使用时。它们以各种形式广泛用于治疗眼部疾病(图 367)。其他常见用途包括用于治疗哮喘、慢性阻塞性肺病、过敏、自身免疫性疾病、结节病和癌症(如淋巴瘤和多发性骨髓瘤)的口服制剂,这里我们仅列举以上几例。对患者的病史采集应包括治疗变应性鼻炎和鼻窦炎时常使用的非处方鼻腔喷雾剂,以及经常被忽略的治疗皮炎的药膏。

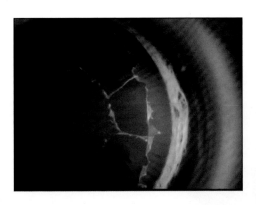

图 368　假性剥脱综合征是在晶状体前囊、瞳孔缘、悬韧带和小梁网上可见白色碎屑物。此类综合征比较常见,与 25% 的青光眼有关。脆弱的悬韧带对晶状体的支撑力下降会使白内障手术复杂化(图 453 和图 454)。(*Source*: Courtesy of Rhonda Curtis, CRA, COT, Washington University Medical School, St. Louis, MO, and *J. Ophthalmic Photogr.*)

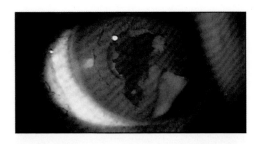

图 369　前房积血和虹膜根部大面积离断 (透析)导致红细胞阻塞前房角。

　　外伤可以导致虹膜与睫状体分离而引起青光眼。房角镜下检查可以发现房角后退(图 369 和图 370),在检查过程中可见虹膜撕裂处暴露出一条宽大、富含深色素的睫状体带。通常这种情况下伴有前房出血,称为前房积血。前房积血的并发症包括再出血、相关的视网膜损伤和青光眼。治疗方法:双侧虹膜睫状体修复后绝对卧床休息 5 天。约 10% 的前房积血患者最终会发展成青光眼,因此应密切监测患者。

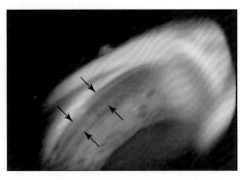

图 370　外伤性前房积血导致前房角后退。后退的房角被视为角膜和虹膜之间一条宽的暗带(↑)。这些患者最初可能眼压正常,但应该监测未来青光眼的发病情况。

幸运的是，先天性青光眼很少见，但对于可疑婴幼儿患者，进行常规的眼压测量很困难，如果可能，最好对其进行眼压的测量。一些可疑症状包括斜视、流泪、眼球增大（牛眼）（图 372），以及角膜水肿。后者可能会因为高眼压对角膜内皮细胞的破坏导致角膜雾状混浊（图 371）。先天性青光眼最常见的手术方法是前房角切开术，即在受阻的小梁网切开一个小口。

在 Sturge-Weber 综合征（图 199）患者中，还可以见到另一种青少年型青光眼。这类患者有面部血管瘤病，并伴有脑部钙化和癫痫发作。在对这些患者进行任何眼部手术时都必须特别小心，以避免他们高度血管化的眼睛出血。儿童青光眼的治疗主要是外科手术，因为从长远来看，药物治疗往往是无效的，而且耐受性很差。

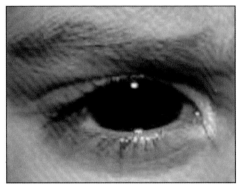

图 372 8 个月大的孩子有先天性青光眼、斜视、大眼球、角膜轻度水肿，从而导致虹膜模糊不清。(*Source*: Courtesy of Karen Joos, MD, PhD, Vanderbilt Eye Institute.)

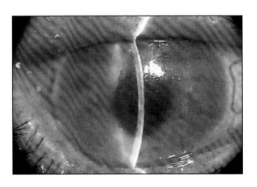

图 371 非常高的眼压，通常超过 35mmHg，破坏了角膜内皮泵的作用，导致角膜雾状混浊、水肿。

第 8 章

葡萄膜疾病

黑色素有防止紫外线辐射的功能。

葡萄膜(图 373)由虹膜、睫状体和脉络膜组成。三者相连续,由富有色素的黑色素细胞组成。

虹膜是一种隔膜,通过交感神经支配瞳孔开大肌和胆碱能神经支配瞳孔括约肌,共同改变瞳孔的大小(图 125)。

Brushfield 斑,通常是在虹膜周边的白色至棕色的小隆起,更常见于淡褐色或蓝色虹膜和唐氏综合征中(图 375)。

睫状体(图 374、图 376 和图 378)由 4 个具有重要临床意义的部分组成,如下所示。

• 前部区域是虹膜部分,包括小梁网(图 319 至图 322)。

• 睫状突分泌房水(图 319、图 373 和图 376),营养晶状体和角膜,同时维持眼内压。

• 睫状体平滑肌通过收缩和减少悬韧带的张力改变晶状体的焦点(图376 和图 377),并为房水流出提供葡萄膜巩

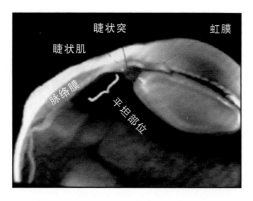

图 373 葡萄膜。(*Source*: Courtesy of Stephen McCormick.)

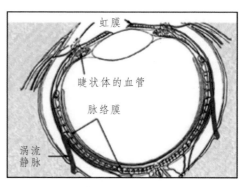

图 374 葡萄膜是由虹膜、睫状体和脉络膜组成的。(*Source*: Courtesy of Pfizer Pharmaceuticals.)

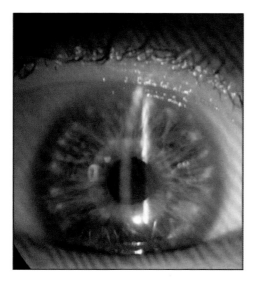

图 375　Brushfield 斑是唐氏综合征和浅色虹膜上常见的浅色斑点。(*Source*: Courtesy of University of Iowa, Eyerounds.org.)

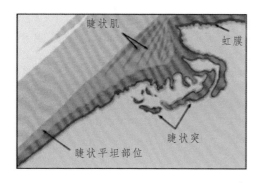

图 376　睫状体。(*Source*: Courtesy of Pfizer Pharmaceuticals.)

膜通道。

- 平坦无血管的扁平部是进行玻璃体腔注射和玻璃体视网膜手术入眼的最佳位置(图 373、图 460、图 526、图 527、图 553 至图 555)。

脉络膜是全身组织血流量最高和

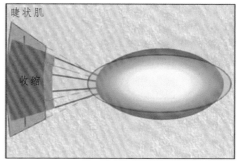

图 377　睫状肌收缩减轻了对悬韧带的张力,使晶状体变得更加凸起,从而使其焦点由远及近。(*Source*: Courtesy of Pfizer Pharmaceuticals.)

耗氧量最少的组织,它为眼睛提供 70% 的血流量。脉络膜营养人体内代谢率最高的组织之一——视网膜。不同于视网膜血管的树枝状分支脉络膜循环呈现纵横交错的豹纹状外观(图 378)。在视网膜色素层消失后的晚期干性年龄相关性黄斑变性(也称为地图型 AMD)(图 518)或视网膜色素未完全发育的白化病(图 540)中最容易观察到。在湿性年龄相关性黄斑变性、病理性近视和假组织胞浆菌病(图 519 至图 521、图 524)可能出现异常的脉络膜新生血管。

恶性葡萄膜肿瘤

有 6% 的转移性肿瘤可能从身体其他部位转移到眼睛,脉络膜是最常见的部位。原发部位最常见于乳腺或肺部。黑色素细胞瘤是最常见的原发性眼内恶性肿瘤。通常单眼发病,85% 的病例发生于脉络膜(图 379 至图 384),9% 发生

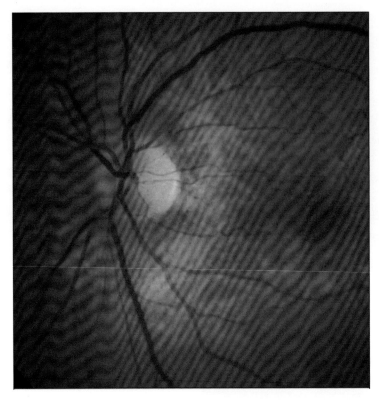

图 378 豹纹状眼底,脉络膜血管清晰可见,色素较浅。(*Source*: Courtesy of Elliot Davidoff, MD.)

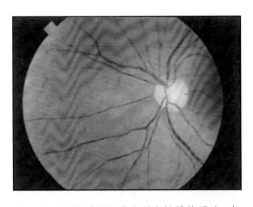

图 379 8%的美国人有扁平良性脉络膜痣。每年有 1/9000 的人发生恶变。

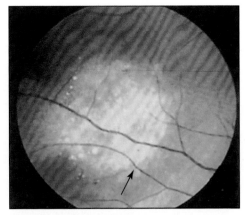

图 380 隆起的恶性脉络膜黑色素瘤。注意动脉在肿瘤上方时的方向变化。

于睫状体，6%发生于虹膜（图313、图385和图387）。眼部结膜黑色素瘤是最不常见的类型（图311和图312）。年龄为50~70岁、皮肤白皙、过度暴露在阳光下、结膜和皮肤有黑色素沉着的人患病风险可能增加（图313）。与良性痣（图379）不同，良性痣通常呈均匀的灰色，而且

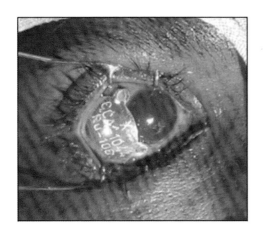

图 381 缝在或粘在眼球表层巩膜上的钉放射性斑块通常留置 4 天左右，用于治疗较小的眼内肿瘤。它被称为近距离放射疗法。(*Source*: Courtesy of Dr Santosh G. Honor and Dr Surbhi Joshi, Prasad eye Institute, Hyderabad, India.)

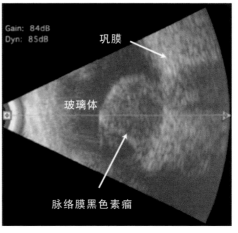

图 383 恶性脉络膜黑色素瘤的 B 超显示典型的圆顶状生长，有助于诊断。扫描还显示其大小及是否超出巩膜，这将决定治疗的类型。这只长有巨大肿瘤的眼睛已被摘除。

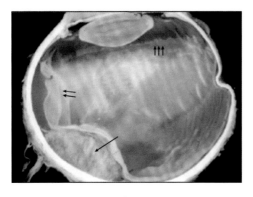

图 382 恶性黑素瘤（↑）眼剜除术（眼球摘除）大体切面。注意视网膜脱离（↑↑）和正常视网膜与睫状体扁平部的扇形（锯齿状）交界处（↑↑↑）。因此，这个连接处被称为"锯齿缘"。(*Source*: Courtesy of University of Iowa, Eyerounds.com.)

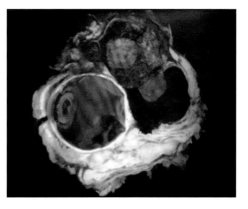

图 384 眼眶清除术治疗巩膜外恶性黑色素瘤。(*Source*: J.J. Ross et al., *Br. J. Ophthalmol.*, 2010, vol. 94, No. 5. Reproduced with permission of BMJ Publishing Group, Ltd.)

是扁平的(图379),脉络膜肿瘤是隆起的,通常呈石板灰,但也可能是白色到黑色,伴金黄色和无色的色素沉着(图380至图384)。这必须与眼部的转移性肿瘤相区别,后者也是脉络膜中最常见的,但通常颜色较浅。眼部的原发性和转移性肿瘤通常局部用外部质子束辐射或放射性敷贴近距离治疗(图381),这两种方法都可以保留一些视力。对于较大的肿瘤,有时需要眼球摘除术治疗(图423)。如果肿瘤扩散到眼球外并危及生命,则需要进行眼球摘除术。这种罕见的手术有损外形,具有破坏性。它可能需要切除眼眶内容物、眼睑、眶壁和眶周结构(图384)。大约40%的葡萄膜黑色素瘤可能发生转移。从身体其他部位转移到脉络膜的肿瘤,可以使用维替泊芬的激光动力疗法进行治疗。78%的眼睛肿瘤可以控制,66%的眼睛可以获得20/40或更好的视力。

患有皮肤和其他部位的黑色素瘤患者常被转诊给眼科医生,以排除眼睛是肿瘤的原发部位。

良性虹膜色素斑(图385)或色素痣很常见,而恶性虹膜黑色素瘤(图386和图387)则很罕见。如果病变不断生长、隆起、血管化、使瞳孔变形,或引起炎症、青光眼或白内障,则可疑性增加。

虹膜红变是一种严重的疾病,由于视网膜中央动脉或静脉闭塞、增生性糖尿病性视网膜病变或颈动脉闭塞性疾

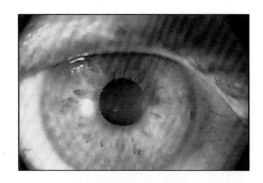

图385　良性虹膜痣。

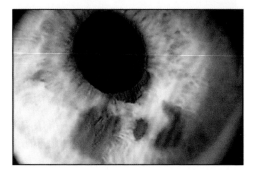

图386　恶性虹膜黑色素瘤,病灶隆起,瞳孔变形。

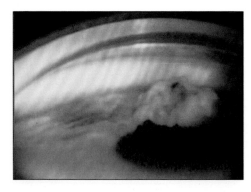

图387　隆起的虹膜黑色素瘤前房角镜检查视图。(*Source*: Courtesy of Michael P. Kelly.)

病引起的缺血,导致虹膜表面异常血管生长(图388和图389)。如果不加以治

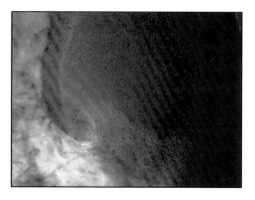

图 388　虹膜红变伴有新生血管。

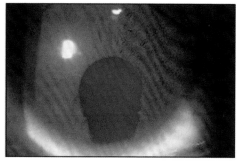

图 390　虹膜缺损。

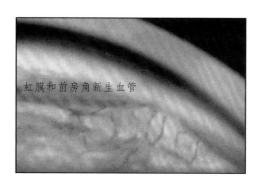

虹膜和前房角新生血管

图 389　虹膜红变。这些异常的虹膜血管在房角留下瘢痕。它们常由缺血性视网膜疾病引起，如增生性糖尿病性视网膜病变和视网膜中央动脉或静脉阻塞。

疗，新生血管可能会导致终末期的青光眼，十分疼痛，需要进行多次青光眼手术，或者少数患者需要摘除眼睛（眼球摘除术）。激光光凝治疗或玻璃体内注射抗血管内皮生长因子（VEGF）常常会消退虹膜血管。

虹膜缺损（图 390）是由胚胎组织未能在下端融合所致。它也可能累及脉络膜、晶状体和视神经。

葡萄膜的炎症（葡萄膜炎）

葡萄膜的炎症可按位置分类。A，前部（虹膜炎）；B，累及睫状体的中间部位（中间葡萄膜炎）；C，后部（脉络膜炎）；D，全葡萄膜炎，累及所有葡萄膜结构。可能的病因有很多（表 18，第 147 页），有时无法找到具体病因。治疗方法因病因、严重程度和急慢性程度而异。最常用的治疗方法包括皮质类固醇，但有时也需要非甾体抗炎药、抗代谢药物和抗生素（表 16，第 144 页）。黄斑水肿是导致视力丧失的最常见原因，白内障、玻璃体混浊和青光眼也很常见。

A 类，虹膜炎，虹膜的炎症，占葡萄膜炎病例的 92%。它会引起疼痛、流泪和畏光症状。体征包括瞳孔缩小、角巩膜缘充血（图 391 至图 396，第 143 页表 15），以及前房闪辉和前房细胞（图 392）。前房闪辉是指由于房水中蛋白质升高而导致光束呈乳白色外观。在裂隙灯高

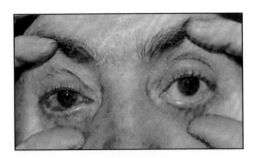

图 391　虹膜炎。

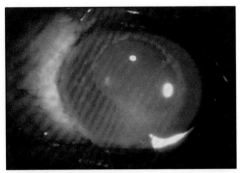

图 393　角膜后沉着物(图 395)和后粘连。

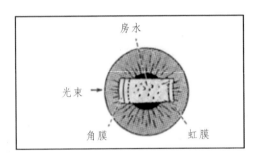

图 392　裂隙灯图:前房内的闪辉和细胞。

倍镜下,用短而明亮的光束照过黑暗的瞳孔可观察到。炎症细胞可从微量分级到非常多(4+)。

　　炎症细胞和蛋白质沉积在角膜内皮上(图 393 至图 395)被称为角膜后沉着物(或 KP),通常是炎症已经持续数天的表现。虹膜炎通常会由于房水分泌减少和葡萄膜巩膜通道流出增加而导致眼压降低。另一方面,如果葡萄膜炎症细胞阻塞小梁网,或用于治疗虹膜炎的皮质类固醇的副作用影响了房水的排出,眼压就会升高。

　　虹膜炎的另一个并发症是后粘连。其指的是虹膜和晶状体囊之间的粘连(图 393)。为了防止这种情况,可以使用

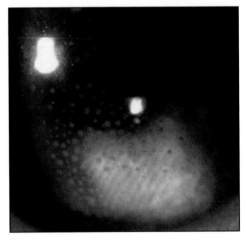

图 394　结节病会出现较大的油腻的淡黄色角膜后沉着物,称为羊脂球。(Courtesy of University of Iowa, Eyerounds.org.)

类固醇激素,如通用的局部用 1%的泼尼松龙(Pred Forte)或知名的双氟泼特钠眼用乳剂(Durezol),以防止房水中纤维蛋白含量过多。例如,甲羟松(HMS 1%)、0.25%的氟米龙(FML Forte)和0.5%的氯替泼诺(Lotimax)是 3 种升眼压作用最小但药效较弱的类固醇激素。用药的频率和强度取决于病情的严重程度

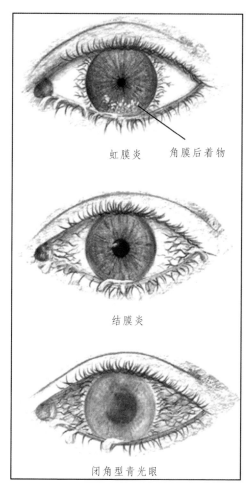

虹膜炎　　　　角膜后着物

结膜炎

闭角型青光眼

图 395　3 种不同原因造成的结膜充血部位和瞳孔大小(图 305、图 363 和图 393)。

(表 16,第 144 页)。

抗炎药

自 20 世纪 50 年代首次使用皮质类固醇以来,它们一直是治疗非感染性眼部炎症的主要手段(图 367 和表 16)。它们被用来治疗自身免疫性疾病、葡萄膜炎、手术后炎症、过敏性和感染性结膜炎、角膜炎、巩膜炎、巩膜外层炎和 Graves 眼病。通常使用滴眼液来治疗前葡萄膜炎。结膜下注射或球后注射用于治疗严重的前葡萄膜炎、中间葡萄膜炎和后葡萄膜炎。该药物很容易通过巩膜,穿过角膜和结膜屏障。慢性的、更严重的、非感染性的后葡萄膜炎可以用玻璃体腔内注射类固醇激素或植入物治疗,特别是慢性葡萄膜炎引起的黄斑水肿。眼内植入物的吸收时间可长达数月。口服类固醇有很多副作用,可在某些耐药病例中尝试使用。全身免疫抑制药物,最常见的是甲氨蝶呤,有时可替

表 15　结膜充血的常见原因(图 395)			
	虹膜炎	**结膜炎**	**急性青光眼**(图 364)
症状	疼痛,畏光	异物感,眼痒	疼痛(通常很剧烈),畏光
分泌物	流泪	脓、黏液或流泪	流泪
瞳孔	缩小	正常	中等扩大
充血	睫状充血	弥漫性	弥漫性和睫状充血
角膜	角膜后沉着物	透明	雾样水肿
眼压	一般偏低	正常	升高
前房	前房闪辉,前房细胞(图 382 至图 392)	正常	变浅

表 16　眼部抗炎药(图 367)

	药名		说明
更强的类固醇滴剂治疗术后和葡萄膜炎	Durezol	0.05%二氟泼尼酯	最有效,但只有品牌
	百力特	1%泼尼松龙	通用
	露达舒	0.5%氯替泼诺	压力升高较小(效果较弱)
弱的类固醇滴剂	Pred Mild	0.12%泼尼松龙	对于明显的过敏、结膜炎、严重干眼症、巩膜外层炎
	氯替泼诺	0.2%氯替泼诺	
	氟米龙	0.1%氟米龙	
	氟米龙	0.1%氟米龙	
	强力氟米龙	0.25%氟米龙	
类固醇软膏和凝胶	洛特那多 SM 凝胶	0.38%氯替泼诺	比滴眼液作用更长
	Maxidex 眼膏	0.05%地塞米松	用于眼睛与眼睑皮肤
类固醇泪小管内注射	Dextenza	0.4mg 地塞米松	消除术后类固醇滴剂
类固醇眼内注射到前房	Dexycu	9%地塞米松	消除术后类固醇滴剂,持续 30 天
肌下腱、球结膜下注射或球后注射	曲安奈德	曲安奈德	消除术后类固醇滴剂
			治疗巩膜炎、葡萄膜炎、睑板腺囊肿
玻璃体内注射(图 526 和图 527)		曲安奈德	持续数周-用于黄斑水肿、玻璃体
(图 529 和图 530) 玻璃体腔植入物(图 367 和图 492)	Retisert	氟轻松	持续 30 个月,治疗非传染性
(图 493)	Yutiq 0.18 mg	氟轻松	持续 36 个月,影响后节的炎症
	傲迪适	地塞米松	持续长达 6 个月,眼睛局部用于巨细胞动脉炎引起的视神经炎
静脉注射甲泼尼龙,然后长期口服泼尼松			
非甾体抗炎药	安贺拉	0.5%酮咯酸	术后每天 4 次
阻滞药物 (非甾体抗炎药)	Prolensa	0.07%溴芬酸	术后每天 1 次
前列腺素类	Ilevro	0.3%奈帕芬酸	术后每天 1 次
抗代谢药物	Oral	甲氨蝶呤	免疫调节剂,不加类固醇以抑制后部非感染性炎症

(待续)

表 16(续)

	药名		说明
阿达木单抗	皮下注射	甲氨蝶呤和阿达木单抗通常按医生嘱咐用药	用于重度、难以治疗、非感染性的后部和全葡萄膜炎
多西环素	Oral	20mg 或 100mg 片剂,2 次/天	对睑缘炎和感染性睑板腺囊肿起抗炎和抗生素作用

代口服皮质类固醇,因为它们长期使用更安全,特别是对于儿童。Humira(阿达木单抗)皮下注射也可作为非感染性中间、后和全葡萄膜炎的类固醇协同治疗。

皮质类固醇的局部副作用包括白内障、青光眼(图 367)和激活疱疹性角膜炎(图 258)。全身副作用包括免疫力下降、骨质疏松症和加重糖尿病或胃溃疡。外用非甾体抗炎药滴眼液,如常用的 0.5%的酮咯酸(Acular),著名的Ilevro或 Prolensa 效果较差,可单独使用,或联合类固醇激素使用,特别是对于青光眼患者,因为它们不会升高眼压。在接受

类固醇激素治疗的患者中,3%的患者可能发生不可逆性青光眼。

滴用睫状肌麻痹剂(表 17),如 1%的环戊酮或 1%的长效阿托品,以保持瞳孔扩张,从而最大限度地减少虹膜后粘连的可能(图 393),同时也可缓解因睫状肌痉挛而引起的疼痛和畏光症。

炎症最常由眼内手术、钝性眼外伤、角膜溃疡或擦伤及异物引起。人类白细胞抗原(HLA-B27)存在于 2%~9%的正常人中。

在这一小部分拥有 HLA-B27 抗原的人中, 有 20%容易患自身免疫性疾病。虹膜炎可能与以下 5 种 HLA-B27

表 17　局部抗胆碱能药物

抗胆碱能	作用时间	主要用途
阿托品 0.5%~1%	±2 周	长时间或严重的前葡萄膜炎
0.25%的东莨菪碱(hyoscine 0.25%)	±4 天	对阿托品过敏时的替代品
后马托品 2%~5%	±2 天	前葡萄膜炎
环戊酮(Cyclogyl)1%~2%	±1 天	睫状肌麻痹检影法;起效快(30 分钟)
托吡卡胺(Mydriacyl)0.5%	±6 小时	经常与 2.5%或 10%的去氧肾上腺素一起使用以扩大瞳孔

阳性的自身免疫性疾病有关。

• 强直性脊柱炎(主要发生于伴有下脊柱关节炎的男性，其中95%为HLA-B27阳性)。

• 幼年特发性关节炎，通常是双侧的，可能无症状。由于葡萄膜炎和皮质类固醇的使用，患白内障的风险增加。

• 反应性关节炎 (原称 Reiter 综合征)，男性有尿道炎和结膜炎。

• 炎症性肠病。

• 银屑病关节炎。

与 HLA-B27 水平无关的病因有弓形虫病、结节病、莱姆病、流感、淋巴瘤、艾滋病、单纯疱疹和带状疱疹(带状疱疹)和白塞病(口腔和生殖器溃疡)(图396)，还有其他更罕见的病因。因此，在确定病情检查的时间和程度时，需要仔细地临床判断，同时考虑到费用、严重程度、急慢性程度和相关病史(表18)。

患有幼年特发性关节炎和慢性虹

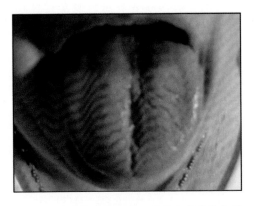

图396 有白塞病的患者，舌头上有溃疡和裂纹。主诉口腔内持续烧灼感。

膜炎的患者经常在 Bowman 膜上出现一条钙化带，称为角膜带状变性(图397)。它可以通过在角膜上使用乙二胺四乙酸(EDTA)来螯合钙去除。也可以使用激光角膜切除术。

B 类，中间葡萄膜炎，包括睫状体炎(cyclitis)、平坦部和玻璃体的炎症。睫状体炎常引起眼内和眼周的疼痛，80%的情况下会在玻璃体中看到细胞。多发性硬化症和肉毒杆菌病(图398至图407)是最常见的原因。吸烟、外伤、肿瘤和感染，如莱姆病和梅毒，也应予以考虑。通常找不到具体病因。它引起疼痛和眼压下降。玻璃体细胞和(或)黄斑水肿可导致视力丧失。其常常需要全身治疗。

结节病

结节病是一种病因不明的全身性疾病，75%的患者以肺部肉芽肿性炎症为特征(图398)。它也影响皮肤(图406)、周围神经、肝脏、肾脏和其他组织。眼部的主要表现是虹膜炎，常伴有大的、油腻的(羊脂球)角膜后沉着物(图399)。泪腺肉芽肿(图403和图404)、中间葡萄膜炎和血管炎(图407)较少发生。通常采用局部或全身皮质类固醇来治疗。

C 类，脉络膜炎，其特点是白色渗出物延伸到视网膜上(图408A)。它有时会被玻璃体中的细胞遮挡住。它导致脉络膜视网膜萎缩，出现色素斑点(图408B)和黄斑水肿。通常找不到原因，但应考

表18 葡萄膜炎的病因

当葡萄膜炎持续时间长、反复发作或严重时,就有必要进行检查。根据地理位置、患者的年龄和其他症状和体征,应考虑对最常见的原因进行以下筛查。如果有"普通感冒"、流行性感冒的迹象,或有单纯带状疱疹(带状疱疹)病史、眼内手术、角膜炎症和眼外伤病史,可以推迟进行全面检查。附上此表,以供参考。

诊断	主要线索	实验室评估
艾滋病(图416至图419)	乏力,体重减轻,淋巴结肿大。感染的迹象,特别是弓形虫病、巨细胞病毒和单纯疱疹	HIV-1,HIV-2,抗体筛检
强直性脊柱炎	往往是男性,有下背部疼痛	HLA-B27、髋骨和腰椎X线片
前葡萄膜炎(HLA-B27+)	与强直性脊柱炎、炎症性肠病、银屑病、反应性关节炎(原Reiter综合征)、幼年特发性关节炎有关	HLA-B27
白塞病	患有口腔和生殖器疾病溃疡和皮肤病变的年轻人	HLA-B51
球孢子菌病	脉络膜视网膜炎、发热、咳嗽;沿加利福尼亚州、墨西哥和南美洲海岸特有	血清抗体
巨细胞病毒	巨细胞病毒最常见于艾滋病;严重的视网膜炎(图534)	CMV抗体滴度
推测为组织胞浆菌病(真菌)	与俄亥俄州和密西西比河流域的鸟粪有关的多发性、小的视网膜脉络膜病变(histo斑)(图409)美国每年有350 000例	组胺皮肤试验
幼年特发性关节炎	儿童,发热且伴有肝脾大(斯蒂尔病)	+ANA 75%的时间
莱姆病	蜱虫叮咬、皮疹、关节病、神经系统症状,主要在新英格兰和大西洋中部各州	血清中的抗鲍尔德-费里杆菌抗体
淋巴瘤	玻璃体炎和前葡萄膜炎	颅脑MRI(图120)穿刺和(或)玻璃体细胞学检查
多发性硬化症	中间葡萄膜炎,神经系统症状,特别是视神经炎	颅脑MRI
结节性多动脉炎	系统性坏死性脉管炎引起的疲劳、肌痛、体重减轻、肾炎、发热、关节痛、虹膜炎、角膜炎、巩膜炎	血沉反应(↑),动脉活检诊断,血尿素氮(↑)

(待续)

表 18(续)

诊断	主要线索	实验室评估
反应性关节炎（原赖特综合征）	虹膜睫状体炎、尿道炎、关节炎	75% HLA-B27（+），ESR 升高，ANA 升高
类风湿关节炎	关节疼痛、贫血	85%的时间类风湿因子（ESR 升高）
结节病(图 398 至图 407)	呼吸紊乱最常见。全葡萄膜炎，淋巴结肿大	胸部 X 线检查，皮肤活检。结膜、淋巴结、泪腺活检；血清 ACE
干燥综合征	主要是女性，眼干和口干，关节炎	抗 SSA/Ro 和抗 SSB，ANA 亚型
梅毒(图 411 至图 415)	视网膜炎，脉络膜炎，多发性全身症状	RPR 或 VDRL
系统性红斑狼疮(图 4)	90%的女性，出现黄斑疹、口鼻溃疡、盘状红斑狼疮、关节炎、胸膜炎、心包炎	95%的系统性红斑狼疮患者 ANA 阳性
弓形虫病(图 408)（细胞内原生动物）	非常常见；前和后葡萄膜炎；常见于艾滋病	血清抗弓形虫抗体；美国人口的 23%有+抗体
弓蛔虫病（蛔虫）	与猫狗接触后的幼儿发生后葡萄膜炎	6%的美国人血清 ELISA 抗体阳性；嗜酸性粒细胞增多症
结核病(感染 20%~43%的世界人口)	咳嗽、发热、体重下降、乏力和夜间盗汗	4%的美国人进行胸部 X 线检查，PPD 皮试+。痰液中有分枝杆菌
肉芽肿病和多发性血管炎(原韦格纳肉芽肿病)	自身免疫性葡萄膜炎和视网膜炎；通常累及上、下呼吸道，但也累及肾脏和中枢神经系统。45%的患者会有眼眶假性肿瘤(图228)	胸部 X 线显示腔隙性病变炎症和肺炎；任何受累组织活检，抗嗜中性粒细胞胞浆抗体只有 40%的患者呈阳性

ACE，血管紧张素转换酶；ANA，抗核抗体；抗 SSA，SSB，A 型和 B 型抗干燥综合征抗核抗体；ESR，红细胞沉降率；PPD，纯化蛋白衍生物皮试；RPR，快速血浆反应素；VDRL，性病研究实验室。

虑以下病因。

脉络膜炎的病因

- 细菌性：梅毒(图 411 至图 415)；

结核病是全世界最大的传染病杀手，每年夺去 150 万人的生命。它通过空气传播，由于 COVID-19 大流行期间进行了室内隔离，因此它的发病率正在上升。

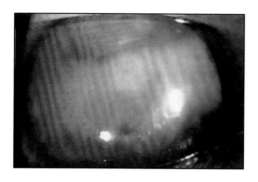

图 397　结节病引起的中央角膜 Bowman 膜钙沉积带状角膜病。其他原因包括高钙血症、肺结核（图 230）、外伤、浅表性角膜炎和葡萄膜炎。

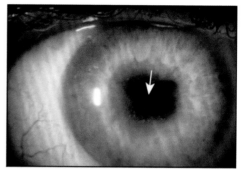

图 399　虹膜炎发生于 25% 的结节病患者中，是最常见的眼病。上图是大的光滑（羊脂球）角膜后沉着物，以及由后粘连导致的不规则瞳孔。（*Source*: Courtesy of Aman K. Farr, MD, and *Arch. Ophthalmol.*, May 2000, vol. 118, Nos 1–6, p. 729. Copyright 2000, American Medical Association. All rights reserved.）

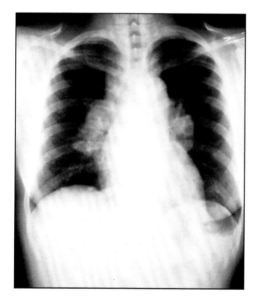

图 398　肺门淋巴结肿大是结节病的首要标志，发生在 75% 的病例中。

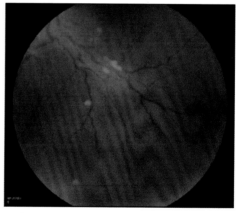

图 400　结节病伴有中间葡萄膜炎，周边玻璃体中有"雪球"样炎性细胞。（*Source*: Courtesy of Julia Monsonego, CRA, Wills eye Hospital.）

• 病毒性：25% 的艾滋病患者有单纯疱疹病毒和巨细胞病毒（图 416 至图 419，图 534）。

• 真菌性疾病：组织胞浆菌病（图 409 和图 524），念珠菌病。

• 寄生性：弓形虫（图 408）、弓蛔虫（图 410）。

• 免疫抑制：艾滋病容易导致上述几种情况。

• 白塞病（口腔和生殖器溃疡伴血

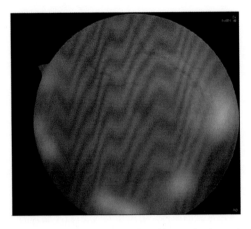

图 401　中间葡萄膜炎(睫状体平坦部炎),平坦部有雪球样炎症细胞。(*Source*: Courtesy of Careen Lowder, MD, Cole eye Institute.)

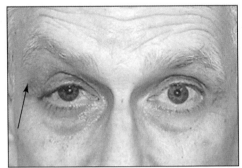

图 403　结节病伴有明显的右泪腺肿大（↑）。注意右侧眉毛抬高和上睑下垂。

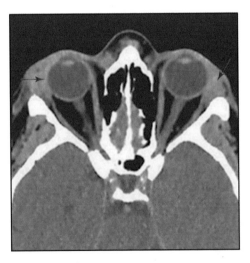

图 402　结节病的 CT,双侧泪腺肿大(↑)。该患者肺部、皮肤、结膜和肾脏受累。

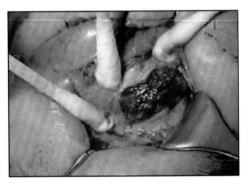

图 404　泪腺活检通常有助于明确肉毒杆菌病的诊断。

管炎和皮炎)(图 396)。

　　● 交感性眼炎(图 420 至图 426)。

　　脉络膜炎常常需要在结膜下、玻璃体内或全身使用类固醇激素,特别是当

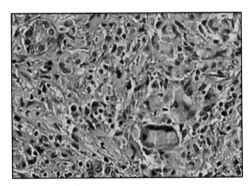

图 405　结节病中泪腺浸润非干酪性肉芽肿的光学显微镜照片。

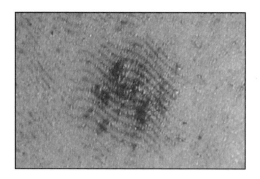

图 406　柔软的红斑性皮下肌样结节。(*Source*: Courtesy of Dr John Woogend and *Arch. Oph-thalmol.*, May 2007, vol. 125, pp. 707 –709. Copyright 2007, American Medical Association. All rights reserved.)

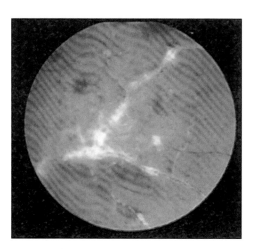

图 407　结节病伴有血管炎，导致血管上出现"烛蜡"滴落。(*Source*: Courtesy of Joseph Walsh, MD.)

它波及黄斑、视神经或导致相关的玻璃体炎时，会造成视力下降或导致膜的形成。

　　寄生虫，有时被称为微丝虫，可能感染人类(图 410)。犬弓蛔虫和猫弓蛔虫是通过口服微丝虫的虫卵传染的。幼

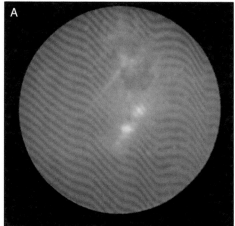

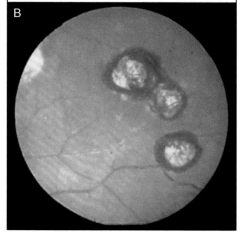

图 408　(**A**)弓形虫是一种细胞内寄生虫。它是感染性脉络膜视网膜炎的最常见原因。在美国，高达 25%的羊肉和猪肉都有包囊。1/4 的人有血清反应阳性。它是通过先天性或经口传播的。最常见的治疗方法是口服除虫菊酯和磺胺嘧啶，联合全身性皮质类固醇治疗。由于表层玻璃体中的细胞，活动性病变表现为"雾中的头灯"。(**B**)陈旧性瘢痕显示色素沉着，透过萎缩的视网膜和脉络膜可见白色巩膜。

儿可能在动物排泄的地面上玩耍而摄取它们，成年人可能通过食用未清洗干净的蔬菜来摄取它们。

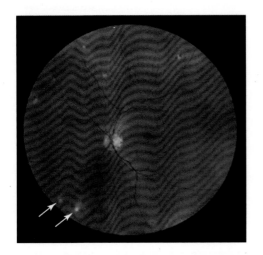

图 409　组织胞浆菌病，有多处孔状的脉络膜视网膜病变，称为"histo 斑"。(*Source*: Courtesy of Alexis Smith, CRT, OCT–T, Kellogg eye Center, Michigan.)

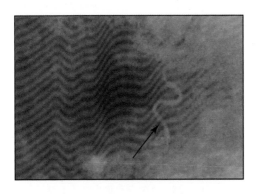

图 410　美国东南部不明原因的视网膜下线虫（↑）引起神经性视网膜炎。(*Source*: Courtesy of J. Donald M. Gass, MD, and *Arch. Ophthalmol*., Nov. 1983, vol. 101, No.3, pp. 1689–1697. Copyright 1983, American Medical Association. All rights reserved.)

不要把弓蛔虫病和另一种听起来相似的寄生虫弓形虫病混淆，前者是一种胞外寄生物，后者生活在细胞内。然

而，弓形虫病和弓形体病的共同点是，两者都可能导致严重的眼内炎症。

95% 的盘尾丝虫病发现于非洲，折磨着生活在河岸边的人们。它造成了 27 万例由于角膜瘢痕、视神经炎和脉络膜视网膜炎而失明的病例。这种疾病通常被称为"河盲症"。另一种非洲蠕虫——Loa loa——可以迁移到眼睑和结膜，并且可以生存长达 17 年，并引起炎症。

梅毒

这种传染病（图 411 至图 415）由梅毒螺旋体引起，通常通过性接触传播。它可以感染身体的任何器官。眼部受累通常包括葡萄膜，导致虹膜炎、睫状体炎和脉络膜视网膜炎。神经梅毒可能累及所有脑神经，并引起瞳孔反应，称为

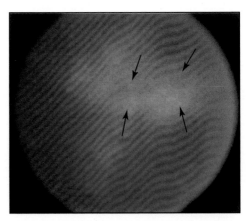

图 411　梅毒，黄色、平坦的脉络膜视网膜病变。(*Source*: Courtesy of Thomas R. Friberg, MD, and *Arch. Ophthalmol*., Nov. 1989, vol. 107, pp. 1571–1572. Copyright 1989, American Medical Association. All rights reserved.)

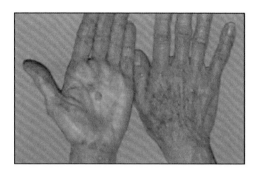

图 412　涉及手掌的斑:梅毒性丘疹糜烂。

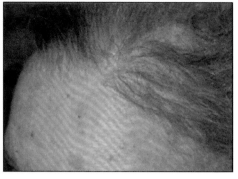

图 414　因梅毒造成的脱发区,使患者戴上假发。

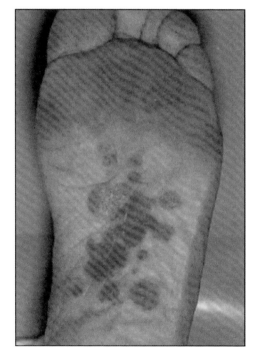

图 413　累及脚底的斑丘疹性梅毒疹。

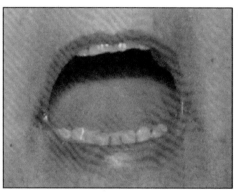

图 415　患者嘴角的梅毒性无痛黏膜溃疡。

人类免疫缺陷病毒(HIV)

Argyll Robertson 瞳孔。瞳孔可能不规则地收缩,对光反应减弱或消失,但近反射正常。散瞳剂不能散大瞳孔。在2000—2018 年,梅毒的发病率基本每年都在增加。

这种反转录病毒侵入人免疫系统并使其 CD4+T 淋巴细胞失活。幸运的是,近年来其发病率有所下降。2019 年有 170 万美国公民和全球 3800 万人感染。最初,它可能引起体重减轻、头痛、乏力、发热、寒战和淋巴病变,在艾滋病的后期阶段会出现视网膜病变(图418、图 419 和图 534)。获得性免疫缺陷综合征(AIDS),CD4+T 细胞从正常的 500~

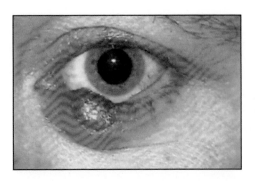

图 416　艾滋病患者由疱疹病毒的条件性感染引起的皮肤 Kaposi 肉瘤。(*Source*: Courtesy of Jerry Shields, MD.)

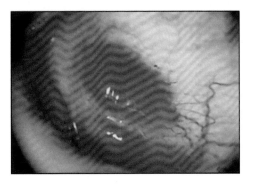

图 417　结膜的 Kaposi 肉瘤。(*Source*: Courtesy of Jerry Shields, MD.)

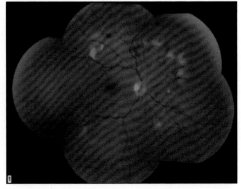

图 418　伴有棉絮斑和视网膜内出血的艾滋病视网膜病变，发生在 50% 的艾滋病患者身上。目前尚无治疗方法。(*Source*: Courtesy of Julia Monsonego, CRA Wills eye Hospital.)

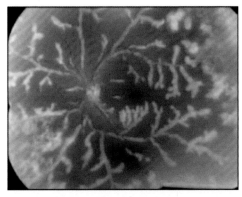

图 419　巨细胞病毒(CMV)是艾滋病患者中最常见的条件性致病菌。视网膜炎是一个重要的死亡风险因素。这个病例显示了霜样视网膜血管炎。(*Source*: Courtesy of Harry Flynn, MD, and *Retinal Physician*, Oct. 2010, vol. 7, No. 8, p. 67.)

1500 个细胞/立方毫米下降到低于 200 个细胞/立方毫米。38.3% 的 HIV 感染者在确诊 1 年内感染艾滋病，45% 的感染者在 3 年内感染艾滋病。在美国，高达 90% 的成年人携带单纯疱疹病毒，40%~80% 携带巨细胞病毒(CMV)，25% 携带弓形虫抗体(图 408A 和 B)。这 3 种机会性致病菌是在免疫力低下的艾滋病患者中最常见的致病因素。

如果 CD4+T 细胞计数 >200 个细胞/立方毫米，并且没有眼部疾病，应每年进行 1 次眼部检查；除此之外，患者机会性感染风险增加，应每 4 个月检查 1 次。高活性抗反转录病毒疗法(HAART)

是一种"鸡尾酒"药物,应在检测出 HIV
病毒后开始使用。它不能治愈疾病,但
可以延缓病情的发展。如果不进行治
疗,几乎每例 HIV 患者都会得艾滋病。
药物或疾病可能导致葡萄膜炎、玻璃体
炎、视网膜前膜或急性视网膜坏死,从
而导致视网膜脱离。在美国,HAART 疗
法及玻璃体内植入更昔洛韦已使 HIV
和 CMV 相关的死亡率下降,视网膜炎
并发症减少了 90%。Kaposi 肉瘤(图 416
和图 417)是艾滋病中最常见的恶性肿
瘤。在皮肤或结膜上出现无压痛紫色结
节。治疗方法:放射治疗或手术切除。2018
年,美国有 37 968 人被诊断为艾滋病携
带者,120 万人患有该病。造成这一年
15 820 人死亡。

交感性眼炎

这是一种罕见的情况。它指的是一
只眼睛的葡萄膜受到外伤或手术损伤
(图 420 至图 423),导致双眼慢性、免疫
性全葡萄膜炎。眼外伤后其发生率为
1:300,眼内手术后其发生率为 1:1000。
穿透角巩膜壁的损伤被称为开放性眼
球损伤(图 419 至图 422)。处理眼睛时
尽量轻柔地探查。让患者休息,双眼戴
防护罩,不施加压力,并开始静脉注射
广谱抗生素。立即打电话给眼科医生。
如果葡萄膜或视网膜被挤出眼球,且无
法修复,则需摘除眼球(摘除术)(图423
至图 426)。用丙烯酸、硅胶(图 424)、聚

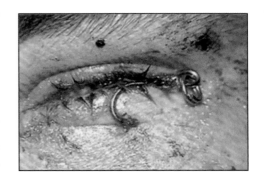

图 420　眼睛被鱼钩所伤。

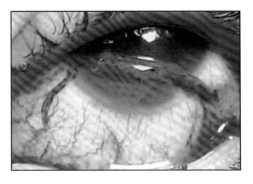

图 421　穿过角膜、巩膜壁的开放式眼球损伤,
虹膜和睫状体脱垂。

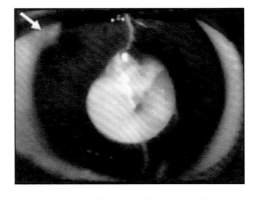

图 422　穿透虹膜和晶状体囊的外伤导致白内
障,由于内容物渗出造成的损害,必须切除。

甲基丙烯酸甲酯或羟基磷灰石制成球
形假体(图 425)。由眼科医生配制与另

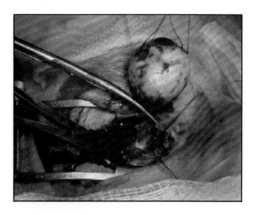

图 423 眼球摘除术：首先暴露眼球，然后切断6 条眼外肌的附着部分。然后，如上图所示，切断视神经。当一只眼睛失明、疼痛、影响外观或有肿瘤时，为了避免另一只眼睛出现交感神经免疫反应，可以将其摘除。(*Source*: Courtesy of Jeffrey Nerad, MD.)

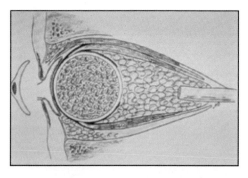

图 424 硅胶眼眶植入物与巩膜假体。(*Source*: Courtesy of Integrated Orbital Implants, Inc.)

一只眼睛相匹配的可摘除的巩膜假体，并安装于结膜上。应在外伤后 10 天内进行眼球摘除手术，以防止交感性眼炎。罕见的交感神经性眼炎一旦发生，

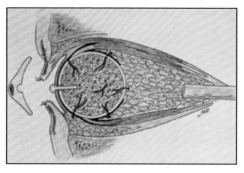

图 425 多孔羟基磷灰石植入物可使血管长入，防止血管迁移或挤压。肌肉被缝合到植入物的表面聚合物涂层上，几个月后，肌肉黏附后吸收，提供更多的正常运动。(*Source*: Courtesy of Integrated Orbital Implants, Inc.)

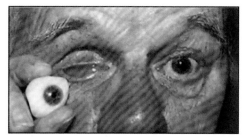

图 426 从眼眶内拿出的带巩膜的眼球假体。

可能需要使用皮质类固醇和免疫制剂（表16，第 144 页）持续治疗多年，甚至几十年。

失明的、严重萎缩的、解剖学上破坏的眼睛被称为"眼球痨"（图 230），也可能因为美容的原因、减轻疼痛，或者如果存在潜在恶性肿瘤或对治疗没有反应的严重感染而摘除眼球。

第 9 章

白内障

白内障是由于晶状体混浊阻挡外界光线进入眼内的现象。随着年龄增长，每个人都会发生不同程度的白内障。当老年人主诉视物模糊、眩光，检眼镜检查出现视网膜模糊不清时，即可考虑是否出现了白内障，可以通过裂隙灯检查等方法确诊。裂隙灯下可见晶状体由周围的软性皮质和硬性内核组成（图427）。

• 病因学：白内障通常随着年龄增

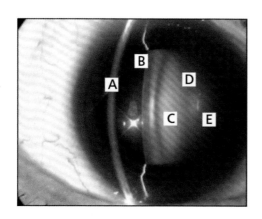

图427 晶状体裂隙灯视图。A，角膜；B，前囊；C，核；D，后皮质；E，后囊。（*Source*：Courtesy of Takashi Fujkado, MD.）

长而发生，但也有可能是先天性的，或由辐射、紫外线、糖尿病、外伤（图422）、长期使用类固醇激素等所致。如幼年特发性关节炎患者发生慢性虹膜炎时需要使用激素治疗，可致白内障；吸烟人群的白内障发病率是不吸烟人群的2倍；幼儿白内障比较罕见，其中，58%的患者是自发的，13%是外伤性的，12%是遗传性的。目前已发现超过100种先天性综合征与白内障相关，最常见的是唐氏综合征和马方综合征。因此，所有儿童应该在4~5岁前进行全面的眼部检查，以及时发现白内障、弱视等；患有罕见综合征的患儿更应尽早进行眼部检查。

• 通过晶状体混浊部位确诊：皮质混浊（图428）、核混浊、后囊下混浊（图429）。

• 通过颜色及形态确诊：小儿遗传性白内障的混浊部位通常位于核周围（图430），一般是非进行性的。成熟的白内障呈暗棕色，在白内障手术时比较难乳化（图431）。

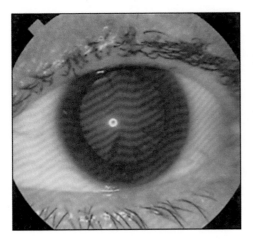

图 428　前皮质轮辐状混浊。

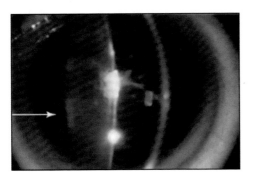

图 429　后囊下白内障。

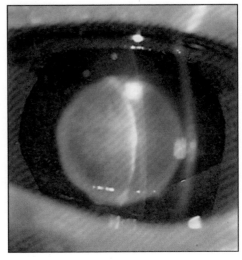

图 430　先天性(带状)白内障,周围皮质清晰。

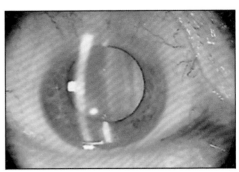

图 431　深色(棕色)白内障。

白内障常引发两个问题:①它是否为患者视力下降的原因?②白内障的手术时机是否成熟?医生多建议在视力下降到 20/40 甚至更低时,可选择手术。白内障手术是美国和全球排名第一的手术。除晶状体溶解(图 422)、晶状体脱位进入玻璃体腔或前房必须紧急手术外,一般情况可择期手术。晶状体脱位(图 432 和图 433)是由悬韧带断裂所致,通常与外伤(图 234)、假性剥脱综合征(图 368)、马方综合征、同型胱氨酸尿症和

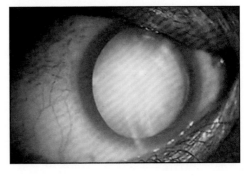

图 432　成熟期白内障的晶状体脱位进入前房,遮盖瞳孔和虹膜。

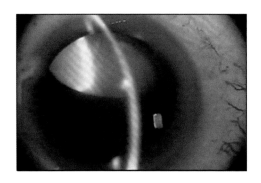

图 433　晶状体脱位。

梅毒有关。

　　白内障手术一般是在局部麻醉下进行的。首先,眼眶内(图 236)或前房注射利多卡因进行局部麻醉,然后通过3mm 切口将直径 10mm 的晶状体乳化取出。用刀片或飞秒激光在角膜层间做

一个隧道切口,以尽量减少房水渗漏和切口缝合的可能(图 434)。当切口密封性差或出现渗漏时,可能导致虹膜脱出(图 435)、角膜皱褶(低眼压所致)(图 267)、脉络膜积液(图 351)和黄斑水肿(图 350)。此时需要及时缝合切口 (图 436)。大多数情况下,可使用飞秒激光或连续撕裂囊膜切开术(称为撕囊术),或针头穿刺以 360°撕开晶状体前囊(图 437),取出核块。如果核太硬,则很难完整取出(图 441)。为了通过小切口顺利取出内核,可用超声乳化器每秒振动40 000 次将内核劈成小块(图 438)。超声乳化的缺点是乳化硬核时需要较高的能量,可能损伤角膜内皮细胞或晶状体后

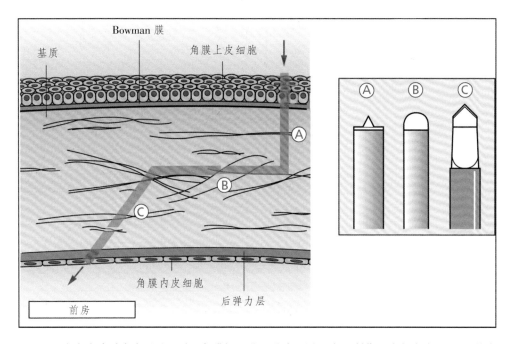

图 434　在白内障手术中通过三平面角膜切口进入眼球。用刀片 A 制作一个长度为 3~6mm 的中等深度切口;刀片 B 为新月形,用于制作 4mm 长的角膜隧道;刀片 C 向下运动进入前房。随着切口越来越小,水密切口对于防止液体流出或进入至关重要。

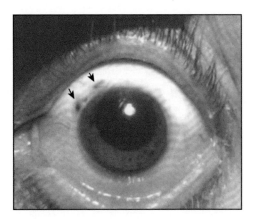

图 435 虹膜脱垂至裂开的伤口，导致瞳孔上移。(*Source*：Courtesy of Eyerounds. org., Univ. of Iowa.)

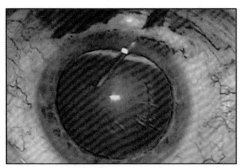

图 437 晶状体前囊切开术。(*Source*：Courtesy of Richard Tipperman, MD, and Stephen Lichtenstein, MD.)

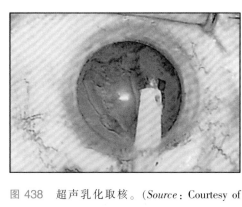

图 438 超声乳化取核。(*Source*：Courtesy of Richard Tipperman, MD, and Stephen Lichtenstein, MD.)

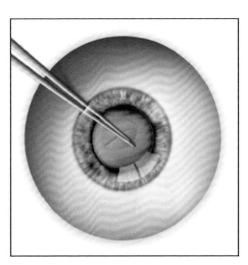

图 436 激光或手动连续撕裂泪囊膜切开术。当囊膜分辨困难时,可用台盼蓝染料进行染色。

囊,选择使用激光将硬核部分击碎可将风险降至最低(图447)。

在发展中国家,常用一种更经济实用的人工碎核技术(图 439 和图 440)。对于颜色特别深的硬核,可通过较大的切口从眼内完整取出(图 441),以避免乳

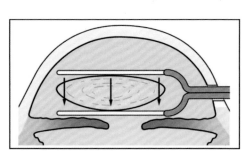

图 439 对脱位于前房的晶状体进行核碎裂时,在原核下方放置一个平台,并向下推动超乳头将其分开。

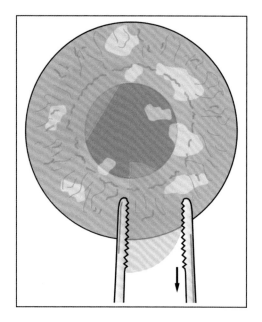

图 440　硬核破裂后,用齿钳将其分为两部分,通过 5mm 的切口取出,注意白色皮质仍需抽吸。

化过程中高能量对角膜的损伤。采用任何一种方式取出内核、吸出皮质后(图 442),眼睛处于无晶状体状态,需要配戴约+12.0D 的镜片才能把外界平行光线聚焦在视网膜上。框架眼镜镜片厚,

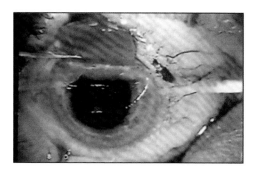

图 441　整体去除硬核。(*Source*：Courtesy of Richard Tipperman, MD and Stephen Lichtenstein, MD.)

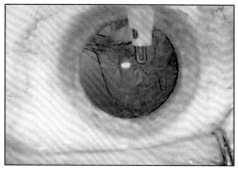

图 442　在采用任何技术去除硬核后,通过冲洗和抽吸去除周围皮质。(*Source*：Courtesy of Richard Tipperman, MD, and Stephen Lichtenstein, MD.)

且眼镜放大率比正常眼增大 33%,配戴后一般会出现双眼融像困难。角膜接触镜的放大率比框架眼镜明显减小,因此可保证双眼融像。但是,角膜接触镜对于老年患者而言非常不方便,因此,可在眼内植入约+18.0D 的丙烯酸或硅胶透镜,使外界物体可聚焦在视网膜上,此时称为人工晶状体眼。采用 A 型超声测量眼球前后径(即眼轴长度)、角膜曲率计检测角膜曲率,计算出植入的人工晶状体度数。目前正在评估 7 个月大婴儿使用人工晶状体的安全性,而 2 岁之后已可以广泛应用,7 岁之后使用人工晶状体更为普遍。一般情况下,需把人工晶状体放入虹膜后的囊袋里(图 443 至图 445)。如果出现后囊破裂或悬韧带断裂,可将人工晶状体悬吊在虹膜后或进行巩膜的缝合固定(图 455),或者放在虹膜前面(图 446)。此时患眼主要用

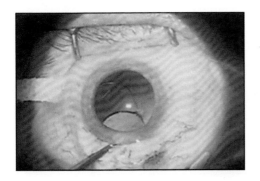

图 443 通过 6mm 切口植入硬性人工晶状体。(*Source*：Courtesy of Richard Tipperman, MD, and Stephen Lichtenstein, MD.)

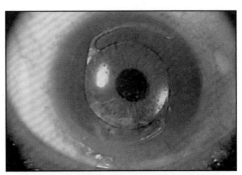

图 446 当出现后囊破裂或悬韧带断裂时，需使用前房型人工晶状体。大约 3% 的病例术中会出现后囊破裂。

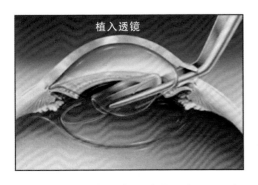

植入透镜

图 444 绝大多数患者可首选通过 3.2mm 切口植入可折叠人工晶状体。

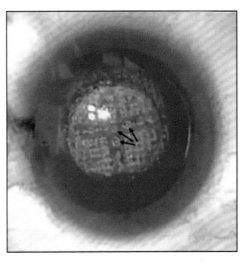

图 447 飞秒激光辅助的网格碎裂能帮助医生软化特别坚硬的核，从而使超声乳化时所需的超声能量更低。(*Source*：Courtesy of Richard Witlin, MD.)

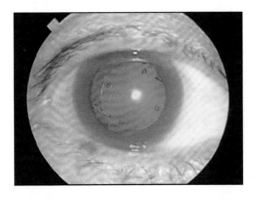

图 445 首选位于虹膜后囊袋内的人工晶状体。

于视远，视近时需配戴花镜予以辅助。

也可选择植入多焦点人工晶状体来保证视远、视近均清晰，不过这种人工晶状体价格更贵，可能导致眩光，只有大约 8% 的患者选择这种晶状体。其中一种类型为具有不同屈光度同心环排列的人工晶状体(图 448)，另外一种类型为通过调节刺激睫状体肌肉改变人工晶状体在囊袋内的位置进而改变屈光力的人工晶状体(图 449)。对于散光度数高的患者，可以选择植入环曲面人工晶状体(图 450)，手术中必须注意调整散光轴向并防止其发生转动。另外，植入环曲面多焦点人工晶状体可以同时矫正散光，并满足远、近视力的需求。

激光辅助白内障手术

2018 年，美国约有 10% 的白内障患者接受了激光白内障手术。手术费用高昂、超出传统保险覆盖范围、额外的手术时间，使得飞秒激光辅助白内障摘除术颇具争议。支持者列举了以下四大优点。

- 激光撕囊更简便：手动撕囊或人工连续环形撕囊难度较大(图 436)，且在

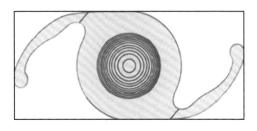

图 448　ReSTOR 多焦人工晶状体，具有 12 个同心环从远到近的聚焦功能。它可能引起光晕和眩光，夜间更明显。三焦点透镜可能更适合于中等距离而不是非常近的距离。

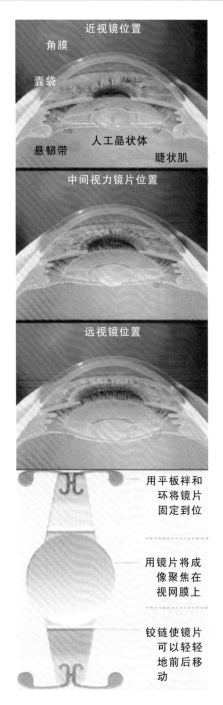

近视镜位置
角膜
囊袋
悬韧带
人工晶状体
睫状肌

中间视力镜片位置

远视镜位置

用平板袢和环将镜片固定到位

用镜片将成像聚焦在视网膜上

铰链使镜片可以轻轻地前后移动

图 449　利用睫状肌在调节过程中的收缩作用，将植入的人工晶状体的光学面向前推动，以聚焦近处物体。它可以最大限度地减少其他多焦点晶状体出现的与同心环相关的眩光和光晕。

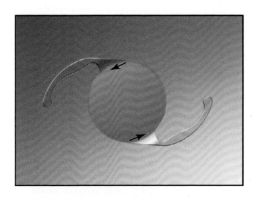

图 450　AcrySof IQ 环曲面人工晶状体。首先在角膜上标记散光的轴向，然后植入透镜，使透镜上的标记与角膜标记对齐。此技术需要额外保护后囊以防止发生术后脱位。(*Source*：Image courtesy of Alcon Laboratories, Inc.)

撕囊尺寸及囊袋形状等方面难以做到和激光手术一样精确。

- 对于核较硬的白内障，可降低超声乳化碎核时需要的能量。使用激光对核进行预处理和分割(图 447)，减少超声乳化所需的能量，进而保护角膜内皮细胞。激光预处理可将内核分割成可预测的尺寸，以保证吸出过程更易操作。

- 可制作 1~2 个非全层(约 90% 厚度)的角膜缘弧形松解切口(图 74 至图 76)，可矫正高达 1.50D 的散光，有人认为激光松解比手术刀松解更精确。对于高度散光，植入环曲面晶状体(图 450)矫正的散光可高达 4.0D。

- 大多数白内障手术需在角膜缘制作一长 3mm 的切口，使用激光制作的切口引起渗漏的可能性更小。

白内障手术的并发症

- 术后数月至数年可能出现后囊下混浊，即后发性白内障(图 451)，可用 YAG 激光切开治疗(图 452)。

- 如果悬韧带断裂，有 0.3%~3.0% 的患者会发生人工晶状体的偏位或脱离(图 453 至图 455)。人工晶状体需要通过缝合在虹膜或巩膜上进行固定，或者选择前房型人工晶状体代替(图 446)。

- 角膜内皮损伤会导致角膜水肿(图 248 和图 264)，这是角膜内皮移植术、DSEK、DMEK 的最主要原因 (图 272 至图 276)。

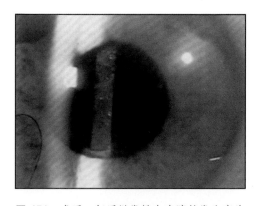

图 451　术后 1 年后继发性白内障的发生率为 12%，术后 5 年为 28%。在儿童白内障手术后更为常见，许多外科医生在手术过程中撕开后囊，因为它很可能在术后不久发生混浊，但儿童一般不能很好地配合激光手术。(*Source*：Courtesy of Richard Tipperman, MD, and Stephen Lichtenstein, MD.)

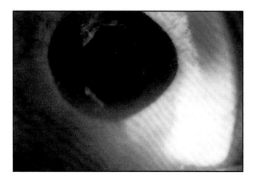

图 452 基于 Office 的 YAG 激光后囊切开术治疗后发性白内障。(*Source*：Courtesy of Richard Tipperman, MD, and Stephen Lichtenstein, MD.)

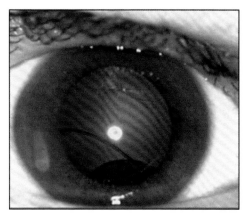

图 453 由悬韧带力量减弱导致的人工晶状体脱位。(*Source*：Courtesy of Elliot Davidoff, MD.)

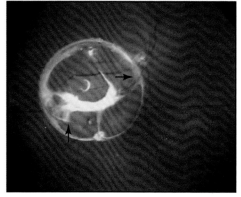

图 454 外伤所致的悬韧带断裂引起人工晶状体（↑晶状体袢）和囊袋脱位进入玻璃体。(*Source*：Courtesy of S. Parthasarethi, MD, and *Arch. Ophthalmol.*, Sept. 2007, Vol. 125, p. 1240. Copyright 2007, American Medical Association. All rights reserved.)

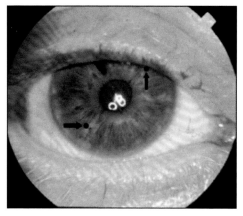

图 455 后房型人工晶状体脱位，将晶体袢缝合至虹膜。缝合至巩膜也可以产生类似的效果，但后者需要更长的时间。

- 1%~2% 接受白内障手术的患者会发生视网膜脱离（图 475 和图 578），主要发生于高度近视患者。

- 感染性眼内炎（图 456 和图 457）是一种十分严重、致盲性的白内障手术并发症，也是眼内注射或其他内眼手术的并发症。为了降低其发生的风险，可以在术前和术后预防性使用局部广谱抗生素。如果发生了眼内炎，需立即进行结膜下注射或玻璃体腔注射抗生素；

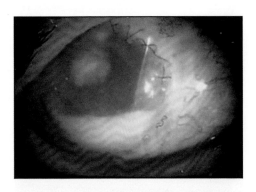

图 456　白内障手术后眼内炎伴低眼压。

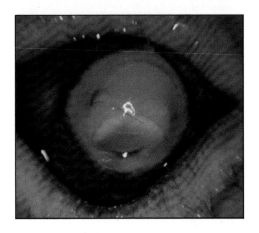

图 457　严重眼内炎，前房人工晶状体明显脱位。(*Source*：Courtesy of Julia Monsonego, CRA, Wills Eye Hospital.)

必需的行玻璃体切割术来获取样本进行细菌培养，同时可以防止增殖膜牵拉视网膜，进而预防视网膜脱离。幸运的是，眼内炎的发生率很低，在白内障手术中的发生率约为 1/1000。

- 2%~60%接受白内障手术的患者可能出现黄斑水肿、术后视力下降，但通过术后使用抗感染药物一般均可治愈(图 523)。

- 发生率最低但最严重的并发症是眼内出血：脉络膜出血会将包括视网膜在内的眼球内容物挤出眼球，因此对于使用抗凝药的患者和患有韦伯综合征的患者应十分谨慎(图 199)。

第 10 章

视网膜和玻璃体

我们的眼睛总是在无意识地扫视环境,即所谓的定向反射。如果刺激视网膜的信号是代表危险或性吸引的物体,定向反射就会停止并聚焦于注视物。进化使得我们具备了这种生存和繁衍的优势。除非我们把注意力集中在其他事物上,否则看到的大多数其他事物都不会被优先注视。明智的选择!

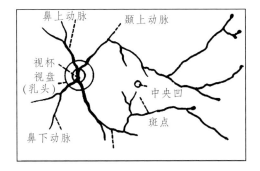

图 459　后极部视网膜。

视网膜解剖学

视网膜是眼睛的感觉层,从视盘延伸到锯齿缘(图 458 至图 461),是体内

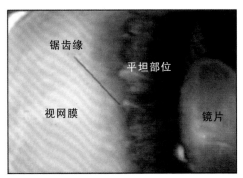

图 460　周边视网膜横断面。

细胞代谢最活跃的组织。

光照刺激了 12 亿个位于周边视网膜的视杆细胞,在夜视时至关重要。500万个视锥细胞主要位于黄斑和中央凹,

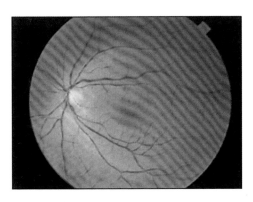

图 458　后极部视网膜标志物。

167

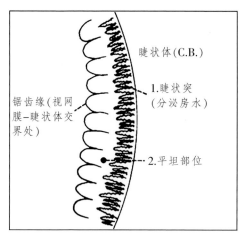

图 461 周边视网膜。

负责阅读所需的敏锐视觉。这两种类型的受体都将信息传递给视网膜表面的神经节细胞。长长的神经节细胞轴突在视神经处穿出眼球,在颅内产生突触连接(图 462)。内皮视网膜由视网膜中央动脉(图 459 和图 507)供血,外层视网膜由脉络膜血管(图 378、图 462 和图

463)供血。

黄斑区

黄斑的直径为 5mm,其边界由视网膜血管边缘界定(见图 459 和封面左上角图片)。在其中心有一个 1.5mm 无血管的凹陷,称为中央凹(图 463),存在明显的光反射。这种反射随着年龄的增长而减弱,在存在视觉障碍的年轻个体中表现为光反射消失,提示可能存在黄斑功能紊乱(比较图 490 和图 493)。当黄斑受损时,视力最高只能达到 20/200。

OCT 是一种非侵入性的检测设备(图 338、图 339 和图 463),可检测高达 100 000 次/秒扫描速度下黄斑部的反射光线。OCT 可用彩色或黑白显示,分辨率只有 3μm,使得对组织的研究达到细胞水平。低反射率表现为黑色的、光学上空洞的空间,可出现在正常的玻璃体

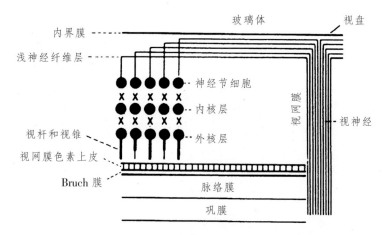

图 462 视网膜横切面示意图。脉络膜血流滋养着视网膜色素上皮(RPE),而 RPE 又支持着视杆和视锥细胞。内核层将输入信号进行水平连接。

和含有浆液和水肿的囊性区域内。高反射率显示为白色,如膜状物(图463)、点状出血、色素上皮细胞层、脉络膜痣和瘢痕。OCT可用来识别视网膜层内的液体,特别是黄斑水肿(图490、图499、图500和图563),有助于评估玻璃体视网膜界面;黄斑孔(图568、图569 和图572);年龄相关性黄斑变性(图517、图522 和图524);以及视网膜前膜(图563和图572)。光学相干血管造影(OCTA)测量血流的反射, 与荧光素血管造影相比,具有无创性检测的优势,可以区分从浅层到深层的视网膜和脉络膜的毛细血管结构(图465、图488B、图505 至图508和图524)。

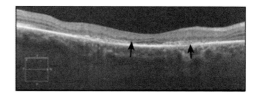

图 464　OCT-Plaquenil 毒性导致外层视网膜包括视杆和视锥细胞的破坏 (与正常 OCT 图463 比较)。(*Source*:Courtesy of Zeiss Meditec, Inc.)

眼底检查

　　眼底指的是眼球的内部结构,可通过检眼镜进行评估。通常在散瞳后检查。托吡卡胺(0.5%~1%)(表17,第145页)可以放松瞳孔括约肌,由于其起效快速(5~10 分钟)且效果强,所以是首

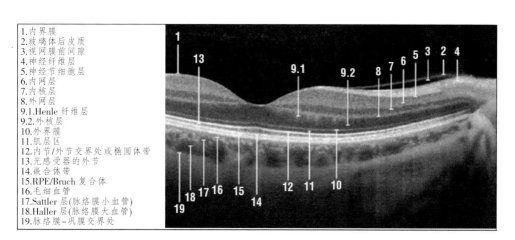

1.内界膜
2.玻璃体后皮质
3.视网膜前间隙
4.神经纤维层
5.神经节细胞层
6.内网层
7.内核层
8.外网层
9.1.Henle 纤维层
9.2.外核层
10.外界膜
11.肌层区
12.内节/外节交界处或椭圆体带
13.光感受器的外节
14.嵌合体带
15.RPE/Bruch 复合体
16.毛细血管
17.Sattler 层(脉络膜小血管)
18.Haller 层(脉络膜大血管)
19.脉络膜-巩膜交界处

图 463　正常黄斑的 OCT 显示,中央有凹陷。注意脉络膜-巩膜交界处(19)。脉络膜血管(16~18)滋养着视网膜色素上皮细胞(15),而视网膜色素上皮细胞又在新陈代谢上支持着构成外核层的视锥视杆细胞。内核层(7)含有细胞体,这些细胞体形成水平突触,将来自视杆和视锥细胞的刺激相互连接。神经节细胞(5)和它们的轴突(4)离开眼球形成视神经。(*Source*:Courtesy of Carl Zeiss, Meditec, Inc.)

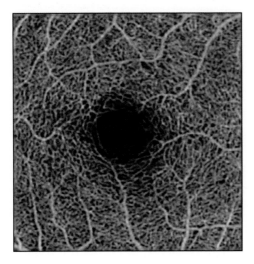

图 465　周边视网膜的正常彩色 OCTA。表层视网膜血管为橙色，深层视网膜血管为绿色。（*Source*：Courtesy of Carl Zeiss, Meditec, Inc.）

选。去氧肾上腺素（2.5%~10%）可刺激瞳孔开大肌，但效果较弱，起效较慢（30分钟）。去氧肾上腺素的优点是导致患者的视力模糊程度较轻，在开车回家时不会造成困扰。当怀疑有周边视网膜疾病时，这两种药物经常被同时使用。

为减少瞳孔缩小和不适感，检查时应最后检查黄斑。

直接检眼镜（图 466）可以通过单眼观察眼底的后半部分，大多数视网膜病变恰恰位于此处。近视眼使用负镜（红色），远视眼使用正镜（黑色）。尽可能靠近眼睛，并将握着检眼镜的手放在患者的脸颊上，而另一只手提起患者的上眼睑，以减少活动。

双目间接检眼镜（图 467）由戴在头上的光源和一个手持透镜组成，可以看到三维立体的倒立视网膜。通过戴在示指上的小顶针压迫巩膜，可以看到锯齿缘处的视网膜裂孔和脱落（图 461）。

三面镜（图 468 和图 469），与裂隙灯一起使用，可以详细检查整个视网膜的立体图像。有助于研究视网膜各层的细微变化和评估视杯。它的缺点是需要在眼睛上滴用麻醉药水和胶状溶液。

荧光素血管造影

荧光素染料经静脉注射，当染料通过视网膜循环时，会按顺序快速拍下眼

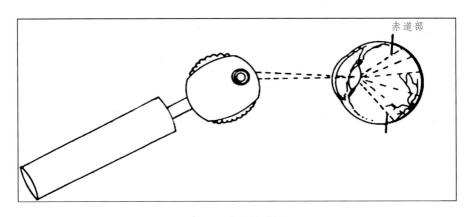

赤道部

图 466　直接检眼镜。

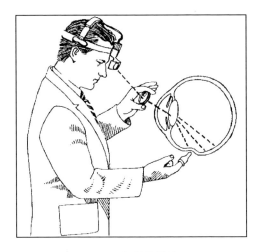

图 467　间接检眼镜。

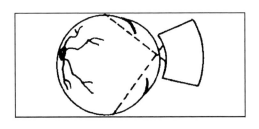

图 468　三面镜。

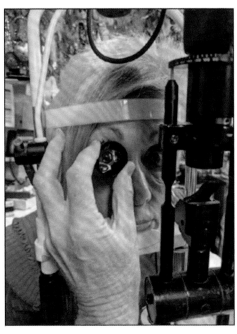

图 469　三面镜可以详细立体地观察视网膜和虹膜、角膜之间的角度。注:图像显示在裂隙灯下使用三面镜。

底照片。染料首先在 13 秒内出现在动脉中,19 秒后出现在静脉中。之后的图像可显示出组织渗漏和染色(图477A、图481、图 484、图 499 和图 502)。血-视网膜屏障通常会阻止血管的渗漏 (图470)。该检查有利于评估视网膜循环。它可以显示血流速度、毛细血管渗漏、组织染色、无灌注区和新生血管形成(图483、图 484、图 499、图 502 和图530)。随着非侵入性光学相干血管造影技术的不断改进,此类侵入性检查的适应证可能会减少。

视盘(视乳头)

视盘通常呈橘红色,其中心呈黄色的杯口状。视网膜动脉和静脉穿过视杯,在视盘表面分叉。在正常情况下,可观察到视盘边缘的视网膜色素上皮(RPE)增生(图 471)。

在轴性近视中,眼轴长度增加,视网膜可被牵拉从视盘边缘脱离,暴露巩膜,被称为近视弧形斑或月牙斑(图 472A)。在高度近视中,通常>10D,被称为病理性近视,视网膜被牵拉得很薄,以至于部分区域视网膜缺失(图 472B)。

正常情况下, 髓鞘覆盖在视神经

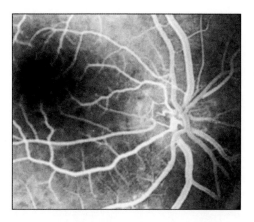

图 470　正常的荧光素血管造影图。视网膜血管终止于黄斑周围区域。中央凹的血液供应来自底层的脉络膜毛细血管。血-视网膜屏障通常会阻止毛细血管的渗漏(图 502)。

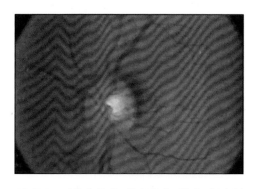

图 471　正常豹纹状(棋盘格状)眼底,视盘周围有色素和深色的脉络膜。

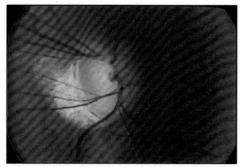

图 472A　正常近视患者视盘边缘弧形斑。

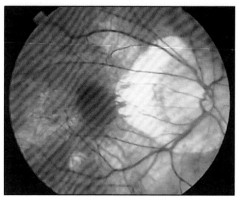

图 472B　病理性近视一般指近视超过 10D (图 22)。眼球被拉长,导致视网膜和脉络膜被拉得很薄,造成斑块状的萎缩区域,暴露出下面的白色巩膜。(*Source*:Courtesy of University of Iowa.)

上,可延伸到视网膜上,可出现像白色火焰状的斑块,覆盖视网膜边缘,它是良性的(图 474)。视盘边缘也可被玻璃膜疣(图 473)所遮盖,玻璃膜疣是由钙化的透明沉积物组成的小的、圆形半透明体,发生率为 0.3%~3.7%。

如果位于浅表,很容易识别;但如果位于深层,需要用 B 超和 CT 来显示钙化部位(图 479 和图 480)。玻璃膜疣可能会损害神经纤维,并导致生理盲点扩大。

视乳头水肿

视乳头水肿是指视神经肿胀,是由颅内压升高导致液体流出眼球的能力下降导致。通常是双侧,而且较为严重。

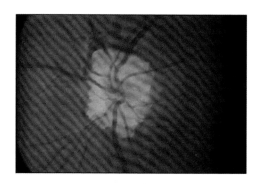

图 473　视盘玻璃膜疣与黄斑变性中出现的视网膜玻璃膜疣没有关系(图 516 和图 537)。

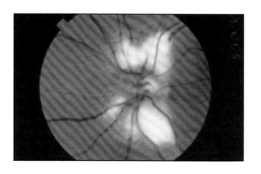

图 474　有髓鞘视神经。覆盖视神经的白色髓鞘偶尔会延伸到眼内。

眼内充血会导致视盘肿胀、隆起伴视盘边缘模糊(图 475 至图 478)。随着病情进展,静脉充血,在视乳头周围呈现火焰状出血及棉絮斑(图 476 和图 478)。

　　在 80%的正常眼睛中,检眼镜检查可以发现视网膜静脉在穿出视杯时有细微的搏动。如果搏动不明显,可以通过对眼球施加轻微压力 (通过眼睑)引起搏动。在视乳头水肿患者中均观察不到自发的或诱发的静脉搏动。视盘水肿可能会扩展到周围的视网膜,导致盲点扩大(图 132、图 134 和图 477B)。如果

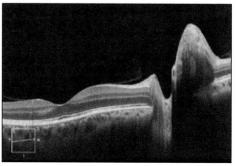

图 475　乳头水肿的 OCT 图像显示视盘边缘隆起,视盘内和周围有低密度(黑色)区域,即水肿液体。注意视盘颞侧的正常凹陷。(*Source*: Courtesy of Elizabeth Affel,Wills Eye Hospital.)

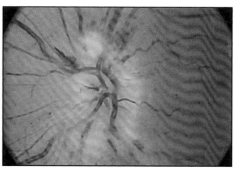

图 476　视乳头水肿伴视盘隆起,静脉充血,以及火焰状出血。

水肿累及黄斑, 可能会降低中心视力(图 478)。中心或周边 OCT 是监测视乳头水肿进展最安全的无创检查,因为连续的脊髓穿刺和荧光素血管造影比较危险。由颅内压升高导致的乳头状水肿常引起头痛、神志不清、恶心和视力模糊。如果影响到 CN Ⅵ,就会出现复视。长期的压力增加会永久性损害大脑和视神经。常见原因有药物副作用,如四环素、过量的维生素 A、用于治疗严重痤

疮和银屑病的类维生素 A 等。脑肿瘤、脑出血和感染也可能使颅内压升高。

特发性颅内高压（假性脑瘤）是视乳头水肿的一个常见原因，常发生于年轻的超重女性，在常规眼科检查中注意到视乳头水肿而首次发现。所有患者，尤其是肥胖女性患者伴有慢性、持续的头痛，提示我们应该排查视乳头水肿。

假性视乳头水肿

有许多疾病与视乳头水肿的视盘变化相似，必须仔细鉴别。

由视神经炎引起的视盘肿胀（图 118）可表现为 MarcusGunn 瞳孔（图 119）和中心视力丧失；视盘水肿早期，瞳孔正常，且除非视盘水肿延伸到黄斑（图478）或出现视神经萎缩（图 116），否则通常不会出现视力丧失。早期视乳头水肿可能也很难与视盘玻璃膜疣（图 473）和有髓神经纤维（图 474）区分。两者都使得视盘边缘模糊，并导致盲点扩大（图 477B）。然而，在荧光素血管造影中，只有视乳头水肿有荧光素渗漏（图 477A）。与视乳头水肿类似，视网膜中央静脉阻塞（图 510）可能有静脉充血、火焰状出血、视盘边缘模糊和棉絮斑。与视网膜中央静脉阻塞时的视乳头水肿（图 510）不同，火焰状出血延伸到周边的视网膜，视力丧失更明显。恶性系统性高血压（血压 220/120mmHg）（表 19，第 178页）也会引起视乳头水肿样的视网膜外观，可通过测量血压来区分（图 486 和

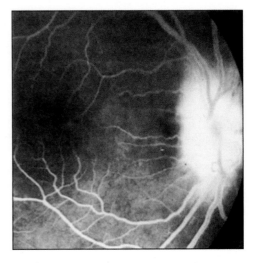

图 477A　视乳头水肿的荧光素血管造影显示视盘内和周围荧光素渗漏。

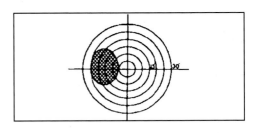

图 477B　扩大的盲点可以在视野计屏幕上准确地绘制出来。必须密切监测盲点大小和视野缺损，尤其要注意周边视野和 OCT，因为这往往是了解视乳头水肿情况的唯一方法，因为连续的脊髓穿刺和荧光素血管造影有更大的风险。

图 488A）。眼眶疾病会导致眼内静脉血流出量减少，并引起视盘的肿胀（图 124）。病因包括眼眶肿瘤和感染；同时也要考虑眼眶特发性炎症，即炎性假瘤（图 226 至图 229B）。注意不要混淆炎性假瘤与脑假瘤。眼眶疾病要寻找局部体征，如突眼。海绵窦疾病也可以阻碍静脉引流（图 144 至图 146）。

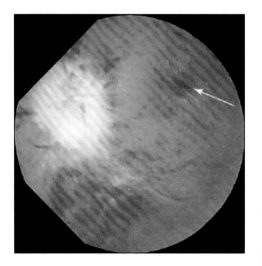

图 478　视盘水肿扩展引起的视乳头水肿与星状黄斑(↑)。

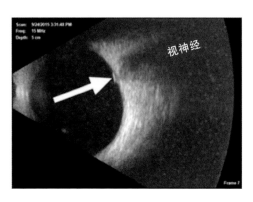

图 479　B 超显示埋藏在视盘中玻璃膜疣钙化引起的高反射,这可能使视盘边缘模糊,与乳头水肿相混淆。(Courtesy of Jonathon Prenner, MD, UMDNJ.)

视网膜血管

　　视网膜、大脑和肾脏具有相似的血管解剖特征和生理特性。视网膜血管检查有助于了解这些器官的微血管疾病。在阿尔茨海默病中,可能会有视网膜血

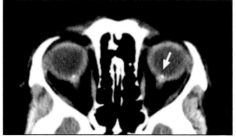

图 480　CT 显示视乳头水肿伴发钙化的视盘凹陷。(*Source*:Courtesy of Elliot Cavidoff, MD, Ohio State Medical School.)

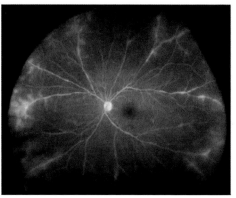

图 481　荧光素血管造影显示血管炎导致血-视网膜屏障损坏。(*Source*:Courtesy of optos instruments.)

管的损失,尤其是在周边区域。糖尿病肾病的诊断和进展可以根据糖尿病性视网膜病变的严重程度来评估(见封面图片)。视网膜血管壁通常是透明的,可以观察到里面的血液。在动脉硬化中,随着血管壁的增厚,可能出现银丝状外观(见封面图片)。

　　在系统性红斑狼疮、肉瘤样病变(图 407)、巨细胞病毒感染(图 419 和图

534)、镰状细胞病(图 482 至图 484)、巨细胞动脉炎 (图 122)、弓形虫病 (图 408)和梅毒等情况下,血管壁发生炎症(图 407 和图 481)时也可能变白。受损的血管壁最终进展成永久性白色鞘膜和螺纹状管腔(图 496)。视网膜动脉阻塞、糖尿病、高血压、镰状细胞病和脉络膜炎中发生的缺血也可能导致这些变化。由此造成的神经节细胞缺血可导致棉絮斑(封面图片和图 533)。

由于在视网膜缺血时 VEGF 释放,可导致异常的新生血管,最常见的病因是糖尿病性视网膜病变。全视网膜光凝术(PRP)可用于破坏大面积的缺氧的视网膜,从而减少氧气需求和 VEGF 的分泌。通常在两个疗程(见封底图片)中,每只眼睛总共要进行 1500 次激光烧

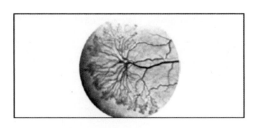

图 483 镰状细胞视网膜病变,梗死视网膜边缘有代偿性新生血管,外观如海扇。(*Source*:S. Cohen, et al., Diagnosis and Management of Ocular Complications of Sickle Hemoglobinopathies: Part Ⅱ. *Ophthalmic Surg Lasers Imaging Retina*., 1986, Vol.17, No. 2, pp. 110 –116. doi:10.3928/1542 – 8877 –19860201 –12. Reprinted with permission from SLACK Incorporated.)

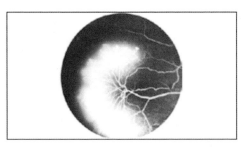

图 484 荧光素血管造影显示异常新生血管渗漏。(*Source*:S. B. Cohen et al., *Ophthal. Surg*., 1986, Vol. 17, No. 2,pp. 110 –116. Reprinted with permission from SLACK, Inc.)

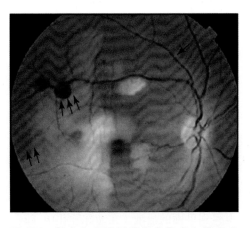

图 482 镰状细胞视网膜病变伴有血管炎症(↑)、视网膜缺血的苍白区域鲑鱼斑视网膜内出血(↑↑)和视网膜前出血(↑↑↑)。此病例为一例 26 岁的急诊科黑人男性患者,患有急性心肌梗死、肾衰竭和胆囊炎。

灼。对于依从性高的患者——能够多次复诊——抗 VEGF 注射是激光治疗的替代方法,后者会显著降低周边视力。

2006 年推出了 4 种抗 VEGF 药物——雷珠单抗(Lucentis)、贝伐珠单抗(Avastin)、布洛赛珠单抗(Beovu)和阿柏西普(Eylea),当注射到玻璃体时(图526 和图 527)会导致新生血管的消退。2020

年,Beavu 被报道引起视网膜血管炎。其当前是治疗湿性黄斑变性及因视网膜静脉阻塞和糖尿病性视网膜病变引起的黄斑水肿的一线治疗方法。在美国,2016 年共进行了 600 万次眼内注射,并且适应证不断扩大。这是最常见的眼内手术,甚至比白内障摘除手术的数量多 1 倍。

镰状细胞性血红蛋白病会导致红细胞在缺氧条件下呈现出镰刀状(图 482 至图 484)。8% 的非洲裔美国人表现为镰状细胞性状(HbAS),其中 0.4% 患有镰状细胞病(HbSS),0.2% 患有 HbSC 病。在梗死(苍白)区域的边缘出现类似"海扇"的视网膜新生血管。在患者的血液中添加脱氧剂可以确认。如果红细胞呈现新月形(镰刀形),则为阳性。用激光或玻璃体内抗 VEGF 治疗的目的是消除这些异常的血管,这些血管可能会

出血渗入玻璃体,导致纤维膜收缩,引起视网膜脱离(RD)(图 485、图 504、图 562 和图 579)。

正常血压(BP)在 120/70mmHg 或以下。任何高于这个数值的血压都与心脏病发作和脑卒中的风险逐渐增加有关。考虑到费用、就医过程和治疗的副作用,医生通常在患者血压达到 140/80mmHg 或更高时才开始用药。治疗的标准各不相同,但一般原则是 60 岁以上的年长患者血压达 150/90mmHg 进行治疗,以防止因脑供血减少而导致跌倒。对于糖尿病患者,治疗可以在低于预期水平 10mmHg 时开始,因为这两种情况都会对血管产生不利影响。在它们的连接处,动脉和静脉有一个共同的鞘膜。随着动脉壁的增厚(动脉硬化),会出现银丝样外观,并导致静脉的压迫,被称为动静脉压痕(图 487)。这可能导致视网

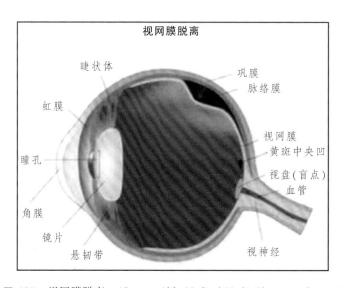

图 485　视网膜脱离。(*Source*:Alila Medical Media/Shutterstock.com.)

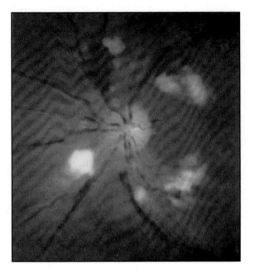

图 486　高血压视网膜病变Ⅲ期,可见棉絮斑、火焰状出血和动脉血管狭窄(表 19)。

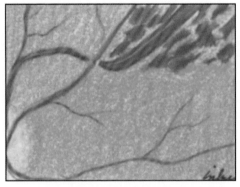

图 487　视网膜分支静脉阻塞可见火焰状出血和动静脉压痕。随着动脉血管壁增厚,动静脉交叉处从锐角变为直角。

膜静脉闭塞。

视网膜静脉阻塞(RVO)

视网膜静脉阻塞的发生率为 0.5%。其最常见原因是衰老,其次是高血压。患者常表现为突发、持续、无痛性视力下降。视网膜火焰状和点状出血(图 487 至图 489、图510 和图 512)延伸到周边,可能持续数年。棉絮斑和瞳孔反应减弱

通常表明视网膜缺血,且预后较差。其可通过荧光素血管造影或 OCT 血管造影(OCTA;图 490 和图 491)确诊。缺血会刺激 VEGF 的分泌,导致虹膜新血管形成,可继发出血并导致青光眼(图 388 和图 389)。应注意并非所有新生血管都是不利的。视盘和视网膜其他部分出现的迟发性、弯曲生长的视网膜脉络膜侧支血管有利于受阻的静脉血通过脉络膜途径流出眼球(图 489)。如果发生黄斑水肿,常通过玻璃体内注射抗 VEGF

表 19	高血压视网膜病变的 Scheie 分类(图 486)	
Ⅰ 期	视网膜动脉血管相对静脉缩窄	Ⅰ期和Ⅱ期类似于动脉血管的老龄化
Ⅱ 期	动脉血管普遍性或局部明显狭窄	
Ⅲ 期	Ⅱ期的基础上,可见棉絮斑、渗出、出血(图 486)	Ⅲ期和Ⅳ期是医疗紧急情况,并与死亡有密切联系
Ⅳ 期	恶性高血压,血压 220/120mmHg;Ⅲ期基础上,发生视盘/视乳头水肿	

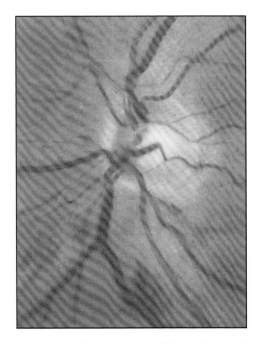

图 488A　动脉硬化,部分静脉阻塞,导致末端静脉充血,继发火焰状出血。视盘边缘可见"银丝"样变化。

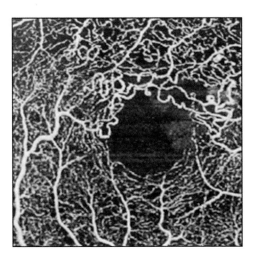

图 488B　部分静脉阻塞的 OCTA 显示静脉和毛细血管扩张迂曲。(*Source*：Courtesy of Carl Zeiss Meditec, Inc.)

或类固醇来治疗(图 526 和图 527)。注射间隔时间可随治疗效果而变化。玻璃体内皮质类固醇植入物可以提供长期的缓慢药物释放(图 492,第 143 页表 15)。治疗要持续到水肿消退为止,直到 OCT 上的视网膜厚度 (图490 和图 493) 和视力恢复。同时还应避免相关危险因素,如高血压、血脂异常、糖尿病和血液高凝状态。

视网膜动脉阻塞

　　视网膜动脉阻塞(图 494 至图 497)会引起突发、无痛的视力丧失。颈动脉斑块(图 81、图 143 和图 585)或心脏病如心律失常、心内膜炎(图 528)或瓣膜异常,可释放出细小的血小板或较大的

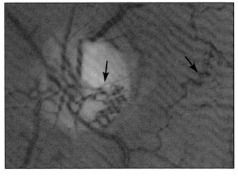

图 489　中央视网膜静脉阻塞发生后 3 个月。视盘和视网膜上的代偿性侧支血管(↑)帮助静脉血流出眼球。区别于黄斑变性和糖尿病性视网膜病变伴发的病理性新生血管, 这些新生血管无出血或渗漏。(*Source*：Courtesy of Julia Monsonego, CRA, Wills Eye Hospital.)

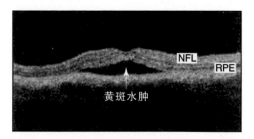

图 490 视网膜静脉阻塞后黄斑水肿的彩色 OCT 显示视网膜水肿增厚,中央凹消失。通过测量水肿引起的视网膜厚度的减少,以及视力改善,可用于监测治疗效果。水肿也常发生在糖尿病性视膜病变、湿性年龄相关性黄斑变性和白内障术后(图 522 和图 523)。RPE,视网膜色素上皮;NFL,神经纤维层。

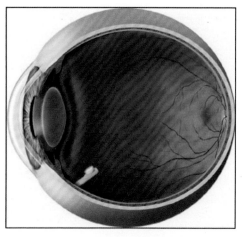

图 492 玻璃体内类固醇植入物的持续时间比注射长,可考虑用于慢性黄斑水肿,但需要更密切地监测眼压,防止眼压明显升高。(*Source*: *JirehDesign.com.*)

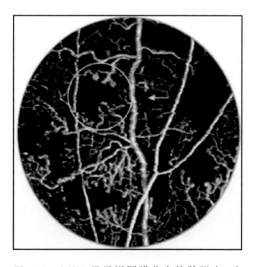

图 491 OCTA 显示视网膜分支静脉阻塞、毛细血管迂曲充血、邻近的无灌注区。(*Source*: Courtesy of Carl Zeiss Meditec, Inc.)

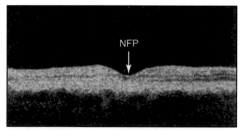

图 493 在玻璃体内注射曲安奈德后,视网膜静脉阻塞引起的黄斑水肿得以控制。视力从 0/400 提高到 20/30。NFP,正常中央凹。(*Source*: Courtesy of Jennifer Hancock.)

胆固醇血栓(Hollenhorst 斑块,图 494),常阻塞在动脉分叉处。血流淤积形似"箱型车"(图 495)。视力丧失通常在 1 小时内发生,超过 4~12 小时几乎不可逆转,最终导致视神经萎缩(图 496)。应

抓紧时间采取任何眼部治疗措施。可以让患者对着一个纸袋呼吸,以提高 CO_2 浓度,从而扩张动脉;或者用口服或局部药物降低眼压。轻轻按摩眼球可能会使血栓继续移动。应立即请眼科医生确认诊断,并在允许的情况下进行前房穿刺(穿刺术),进一步降低眼压。应尽快

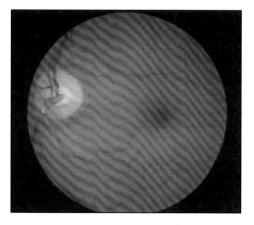

图 494 视网膜动脉阻塞，视盘可见胆固醇 Hollenhorst 斑块，中央凹处有樱桃红斑，黄斑因缺血而苍白水肿。大多数血栓来自颈动脉（图 81、图 143、图 584 至图 586）。

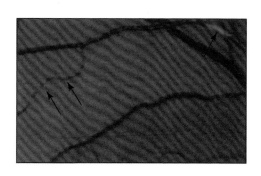

图 495 视网膜分支动脉阻塞，可见血栓(↑)和血液淤积（箱型车效应，↑↑）。(Source: Courtesy of Julia Monsonego, CRA, Wills Eye Hospital.)

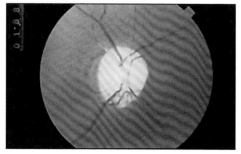

图 496 晚期视网膜动脉阻塞，由于神经萎缩而视盘苍白，动脉呈线状并有鞘包裹。

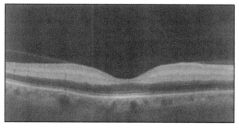

图 497 OCT 显示视网膜中央动脉阻塞，内层视网膜水肿增厚，外层视网膜水肿呈现低反射。(Source: Courtesy of David Yarian, MD.)

将患者转到急诊室，因为这种情况易伴发脑卒中（27%~76%）。

糖尿病性视网膜病变

14%的美国成年人患有糖尿病，另有 40%患有糖尿病前驱期。高血糖水平可能会损害全身的血管，在视网膜血管上可以直接反映出来。糖尿病往往出现失眠、情绪变化、尿频、口渴、愈合缓慢和(或)神经衰弱等症状，也可在常规的实验室检测中首次发现。HbA$_1$c 是测量近 2~3 个月的平均糖化血红蛋白（表20，第 184 页），如果>6.5%，则可能有糖尿病，如果达到 5.7%~6.4%，则可能为糖尿病前驱期。HbA$_1$c 每增加 1.0%，就会增加 50%的并发症发生率。第二个确认性测试是空腹血糖（FBS）测试，在禁食 8 小时后进行，应<120mg/dL。确诊后患者也可以在家里测量空腹血糖和餐后 2 小时的血糖，应该低于 180mg/dL。高血

糖持续时间越长,血管受损的风险就越大。高达 20% 的患者可在 10 年后发生视网膜病变,但由于糖尿病发病的确切日期不详,其病程的可预测性主要取决于保持 HbA$_1$c 低于 7.0%。如果控制良好,即使在 35 年后也不一定会发生视网膜病变。控制体重、胆固醇、保持血压低于正常标准 10mmHg,以及定期锻炼也是有意义的。所有的糖尿病患者都应该每年由眼科医生进行一次散瞳视网膜检查。

1 期:非增生性或背景性视网膜病变是血-视网膜屏障的微血管破裂,引起血浆和脂质渗漏,毛细血管脱落(图 505 和图 506)。最初表现为微动脉瘤、点状出血和黄斑区渗出(见封面图片、图 498 至图 501 和图 536)。可以通过控制血脂来减少淡黄色的硬性脂质和蛋白质渗漏。

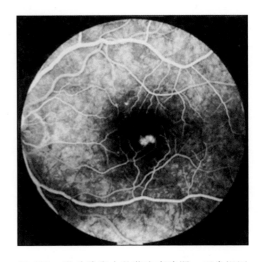

图 499 微动脉瘤中的荧光素渗漏。正常视网膜血管不会渗漏。

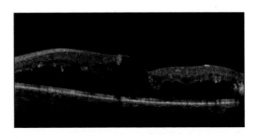

图 500 DTC 显示弥漫性糖尿病黄斑水肿伴低反射性(黑色所示)视网膜增厚,呈海绵状表现。(*Source*:Courtesy of David Yarian, MD.)

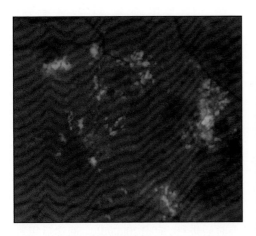

图 498 1 期:背景性视网膜病变,可见微动脉瘤、渗出和点状出血。(*Source*:Courtesy of Julia Monsonego, CRA, Wills Eye Hospital.)

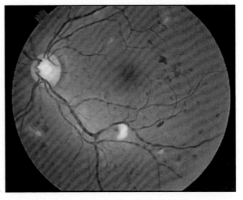

图 501 1 期:视网膜病变伴棉絮斑、微动脉瘤和点状出血。

黄斑水肿(图 500)是美国 65 岁以下人群失明的最常见原因。轻度水肿可首先通过更好地控制血糖进行治疗。如果效果不佳,可以使用抗 VEGF 玻璃体内注射,也可以尝试使用皮质类固醇。后者适用于水肿远离中央凹的病例(图 502),以防止对视网膜这一重要区域的损害。在对任何一种治疗方法没有反应的情况下,可以在两周内将这 3 种方法结合起来使用。可以通过 OCT 测试中视网膜厚度的减少和视力的提高来确定有效性。广泛的毛细血管闭塞(图 505 和图 506)导致神经纤维层的缺血性梗死,造成棉絮斑、静脉串珠、点状出血,及荧光素血管造影无灌注区(图 502)。

2 期:增生性糖尿病性视网膜病变(见封底图片)发生于视网膜缺血区刺激视网膜表面异常的毛细血管的形成(图 503、图 560 和封底图片),最常见于视盘周围(封底图片、图 502 和图 503)和虹膜(图 388 和图 389)。前者可能进入玻璃体,并妨碍视力及视野。此外,还会引起纤维膜(图 503 和图 504)的收缩,导致视网膜脱离。这些新生血管可用全视网膜光凝(PRP)治疗,破坏部分需要氧气的视网膜,从而减少了导致新生血管形成的 VEGF 的释放。在 PRP中,分两次给予 1500 次激光烧灼,新生血管通常在几周内消退。玻璃体内注射抗 VEGF 是另一种替代方法,也会导致新血管的消退。对于那些不能配合长期使用抗 VEGF 注射治疗的患者,激光是该期的首选治疗。2 期常发生在糖尿病病程的晚期,并与其他严重的系统性血管病变有关,相关的 5 年生存率为56%。糖尿病患者应每年去看眼科医生,通过

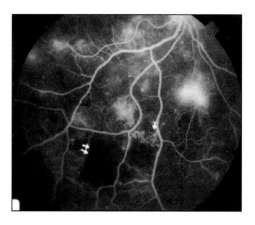

图 502 荧光素血管造影显示新生血管(↓)与毛细血管无灌注区(↓↓)的暗区相邻,荧光素渗漏。

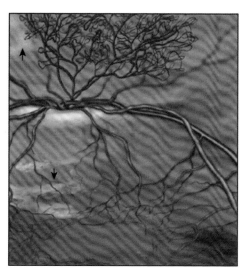

图 503 2 期:增生性视网膜病变,可见视网膜前新生血管和苍白的缺血区(↑)。(*Source:* ©2021 JirehDesign. com. All rights reserved.)

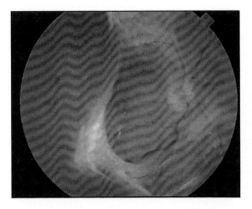

图 504 2 期:出血进入玻璃体,可导致玻璃体增生。这些膜可收缩并导致视网膜脱离(图509)。

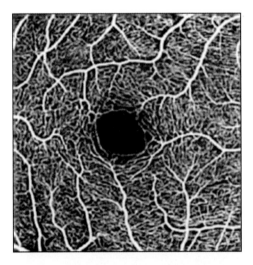

图 505 正常的黑白 OCTA。在无血管的中央凹边缘毛细血管互相连接。(*Source*: Courtesy of Carl Zeiss Meditec, Inc.)

散瞳进行视网膜检查。

为了尽量减少这些变化,应注意将血糖控制在 110mg/dL 以下, 血压低于 130/80mmHg(比非糖尿病患者低 10mmHg), 保持正常的胆固醇水平, 坚持运动, 保持身材匀称, 减少腹型肥胖, 保持 HbA₁c

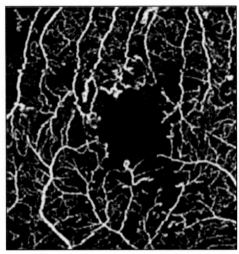

图 506 糖尿病性视网膜病变的黑白 OCTA 显示微动脉瘤和缺血区域, 表现为无灌注的暗区。还要注意由毛细血管的损失导致中央凹无血管区扩大。(*Source*: Courtesy of Carl Zeiss Meditec, Inc.)

表 20 糖尿病的血糖水平 6.5%可诊断为糖尿病, 但如果血糖水平保持在 7.0%以下,通常可以防止血管损伤	
近似换算	
HbA₁c(%)	非空腹血糖的平均值(mg/dL)
4	65
5	100
6	135
7	170
8	205
9.5	226
10.0	240
10.5	255
11.0	269
11.5	283

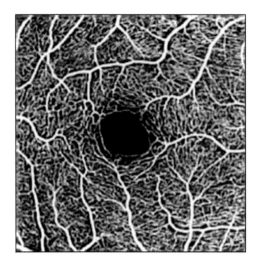

图 507　周边视网膜的正常黑白 OCTA。
(*Source*：Courtesy of Carl Zeiss Meditec, Inc.)

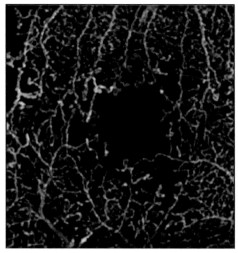

图 508　糖尿病性视网膜病变彩色 OCTA 成像显示微动脉瘤和视网膜毛细血管无灌注的暗淡缺血区，以及中央凹无血管区扩大，表层视网膜毛细血管为红色，深层视网膜血管为绿色。(*Source*：Courtesy of Carl Zeiss Meditec, Inc.)

水平低于 6.5%，一般低于 7.0%往往可以防止出现异常。通过增加药物使血糖水平低于该水平，当葡萄糖降到 72mg/dL 以下时，有时会导致散发性低血糖。这可能会导致头晕、出汗、心率加快，甚至晕倒和癫痫发作。HbA$_1$c 每增加一个百分点，并发症的发生率就会增加 50%。收缩压降低 10mmHg，可使视网膜病变的发生率降低 40%。

年龄相关性黄斑变性

　　AMD 常发生在 50 岁以后，是导致老年人永久性失明的主要原因。其会导致中心视力下降，在 70 岁人群中有 25%会出现此类症状，在 90 岁人群中可增加至 50%。在正常视网膜中(图 514)，RPE 层存在紧密连接，保护视网膜神经

感觉层不受脉络膜毛细血管渗漏的影响。RPE 还维持视杆细胞和视锥细胞的代谢，聚集视觉色素视紫红质再生所需的维生素 A，并与其上的视网膜神经上皮层产生黏附力，这种黏附力可以预防视网膜脱离。

　　AMD 可分为两种类型。常见的是干性 AMD，占所有病例的 90%。在干性 AMD 中，Bruch 膜退化，有些区域发生分裂，而有些区域会增厚，伴透明样改变(玻璃膜疣)(图 515 至图 517，图 535 和图 537)。玻璃膜疣是新陈代谢副产物的沉积，随年龄的增长而增加。常伴有色素斑和中央凹反射消失，玻璃膜疣上方的 RPE 退化。较大的玻璃膜疣可预测疾病

视网膜出血深度

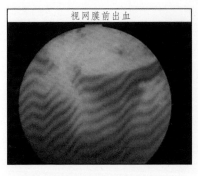

视网膜前出血

图 509　视网膜前出血位于视网膜内界膜和玻璃体后表面之间。可分层成船形。常见原因包括增生性糖尿病性视网膜病变、外伤、玻璃体脱离和白血病(图 528)。这些血液可能会渗入玻璃体,并遮挡视线。

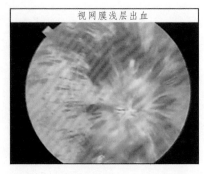

视网膜浅层出血

图 510　视网膜中央静脉阻塞显示浅层火焰状出血,沿着神经纤维层的轮廓分布,从视盘辐射到视网膜周边区域。火焰状出血也可发生在视乳头水肿、糖尿病、高血压和视神经炎中,但不会像中央视网膜静脉阻塞那样延伸到周边部视网膜。

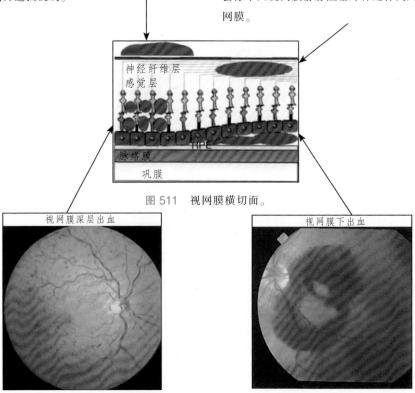

神经纤维层
感觉层
RPE
脉络膜
巩膜

图 511　视网膜横切面。

视网膜深层出血

图 512　视网膜中央静脉部分阻塞时视网膜内出血。

视网膜下出血

图 513　湿性黄斑变性视网膜下出血,位于RPE 下,因此外观呈浅灰色。红色出血为出血渗入视网膜深层。

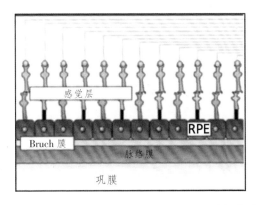

图 514　正常视网膜示意图，显示视网膜色素上皮细胞位于 Bruch 膜之上。

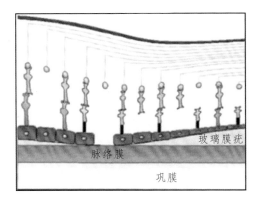

图 515　干性 AMD，视网膜变薄，Bruch 膜增厚（玻璃膜疣），RPE 被破坏。玻璃膜疣是新陈代谢的副产物，被 RPE 吞噬。

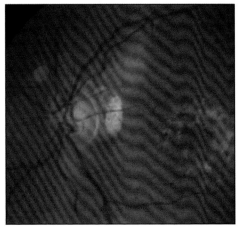

图 516　干性 AMD 伴色素斑、玻璃膜疣和中央凹反射消失。(*Source*: Courtesy of Elliot Davidoff, MD.)

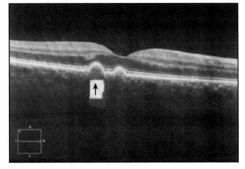

图 517　干性 AMD 的 OCT 伴有大的玻璃膜疣（↑）。(*Source*: Courtesy of Carl Zeiss, Meditec, Inc.)

的进展。上方覆盖的视网膜感觉层在代谢上依赖于 RPE，RPE 变薄会导致黄斑萎缩变性。当视网膜萎缩到一定程度，通过检眼镜可观察到下方的脉络膜血管。干性 AMD 晚期由于出现大面积局限性萎缩也被称为"地图状 AMD"或"地图状萎缩"（图 518），可观察到脉络膜血管。

　　干性 AMD 可以通过补充包括维生素 A 在内的维生素组合药物治疗，可以

从植物中提取，是视紫红质的前体，而视紫红质是视杆细胞和视锥细胞中的化学物质，当受到光刺激时，会产生负责视觉感受的电脉冲。它还含有玉米黄质和叶黄素两种类胡萝卜素，供应视杆细胞和视锥细胞。维生素 E 和维生素 C 可作为抗氧化剂，锌添加剂可有助于神经元的发育。

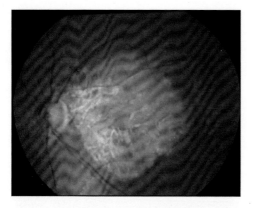

图 518　地图状萎缩是干性 AMD 的较严重形式，导致 RPE 萎缩，伴有光感受器（视杆细胞和视锥细胞）丢失。变薄的 RPE 暴露了其下的脉络膜血管。（*Source*：Courtesy of Elliot Davidoff, MD.）

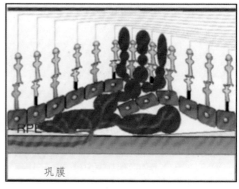

图 519　新生血管性 AMD 也称为湿性 AMD。异常的脉络膜血管隆起并突破 RPE 层（图513）。

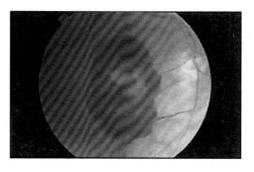

图 520　湿性 AMD 出血，可能与严重的视力下降和纤维瘢痕有关（图 525）。

已有证明这种组合药物可以减少 25% 的视觉损失。尽量减少紫外线暴露和戒烟也有助于预防干性 AMD 的发展。

约 10% 的早期干性 AMD 可发展为地图状萎缩和（或）湿性 AMD，也称新生血管性 AMD（nAMD），在这种情况下，形成了异常的脉络膜血管（视网膜下新生血管）（图 519 至图 524）。检查的目的是在这些血管出血并引起 RPE 出血性脱离之前及时诊断，常表现为暗红色（图 513）。当它们穿透 RPE 进入视网膜感觉层时，表现为鲜红色（图 520）。最终，出血纤维化并形成白色瘢痕（图525），即盘状黄斑变性，导致永久性视力丧失。从干性 AMD 发展到湿性 AMD 的早期症状表现为在 Amsler 网格表上的直线变成波浪形，患者可以在家密切监测（图 131 和图 590）。

早期湿性 AMD 的治疗方法是每月或间断地在玻璃体腔内注射抗 VEGF 药物（图 526 和图 527），治疗的次数和时间尚不确定，可能需要几个月。据报道，已有患者连续注射了 109 次。这种药物可以拮抗 VEGF，消退异常血管。根据随访结果，可以增加两次注射的间隔时间，在大多数情况下，可以预防血管生成的进展，但仅有 30%~40% 的患者视力得到改善。

如果抗 VEGF 治疗无效，可以采用

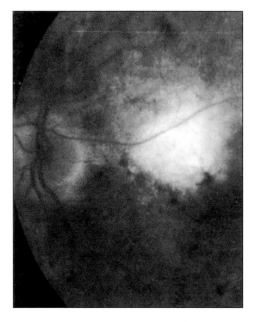

图 521 视网膜下新生血管膜的荧光素血管造影。

激光光动力疗法。静脉注射维替泊芬（光动力治疗药），使其聚集在新生血管中。之后用低能量激光对准血管照射，使染料活化，可导致血管内大部分细胞凋亡，但同时也会损伤相邻的视网膜组织。激光通常用于距离中央凹较远的非中央水肿的患者，以最大限度地减少中心视力的丧失。除了湿性 AMD，激光光动力疗法还可用于治疗病理性近视和组织胞浆菌病的脉络膜新生血管(图 409 和图 524)。

较罕见的黄斑变性类型是青少年遗传型，如 Stargardt 病（最常见）、脉络膜视网膜炎、感染及直视太阳等。作为医生应该让患者相信，他们绝不会因黄斑疾病而完全失明，但是中心视野会受损，通常视力会下降至 20/400。

中心性浆液性脉络膜视网膜病变

中心性浆液性脉络膜视网膜病变(图 529 至图 532)是一种较常见的黄斑疾病，表现为 RPE 层的缺损导致脉络膜液体渗漏到视网膜感觉层。男女比例为

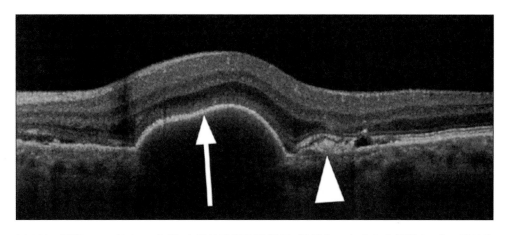

图 522 湿性 AMD 的 OCT 表现，水肿导致视网膜增厚(呈黑色)；色素上皮层脱离(↑)，明显隆起；色素上皮层被脉络膜血管穿透(▲)。(*Source*：Courtesy of David Yarian, MD.)

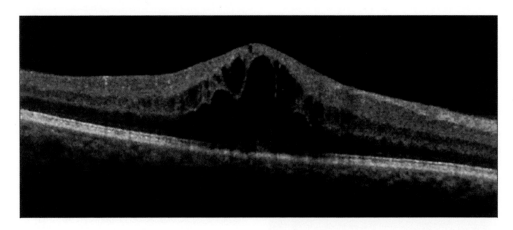

图 523　湿性 AMD 的 OCT 表现,伴有黄斑囊样水肿。这种类型的水肿也可发生在糖尿病、视网膜静脉阻塞、葡萄膜炎中,2%~60%的白内障术后早期最常见。白内障手术后常规使用类固醇和非类固醇类抗感染药几乎可以治疗所有术后黄斑水肿。

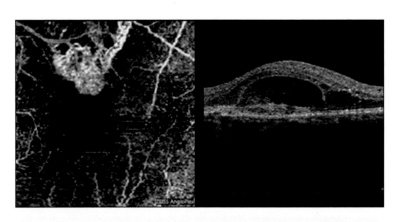

图 524　AMD 的 OCTA 成像,左侧显示脉络膜新生血管,右侧显示 RPE 隆起。也可发生于病理性近视和可疑眼组织胞浆菌病综合征。(*Source*：Courtesy of Carl Zeiss, Meditec. Inc.)

6:1,多发生于 25~40 岁,可能与皮质类固醇和压力有关。主要症状为视力下降和视物扭曲。阿姆斯勒网格检查线条显示为波浪状(图 131 和图 590)。很难用检眼镜看到清晰的、椭圆形的视网膜隆起。常通过荧光素血管造影(图 530)或微创 OCT(图 532)确诊。80%~90%的患者会在 3 个月内痊愈。如果渗漏持续超过 6 个月,可采用激光光动力疗法。约有 40%的情况会复发并发展为慢性疾病。

弹力纤维性假黄瘤

　　弹力纤维性假黄瘤是一种系统性疾病。可伴有心血管异常、胃肠道出血和颈部皮肤褶皱松弛(图 539)。视网膜可见血

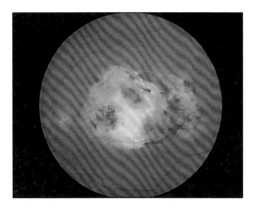

图 525　湿性 AMD 晚期,出血后形成盘状瘢痕。

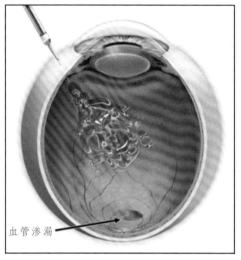

血管渗漏

图 527　玻璃体腔内注射已成为美国最常见的眼内手术,是白内障手术的 2 倍。除了最常见的抗 VEGF 外,其他药物还包括类固醇(曲安奈德和地塞米松)(图 367);用于治疗疱疹和巨细胞病毒的抗病毒药物(更昔洛韦和膦甲酸);抗生素(万古霉素、头孢他啶和阿米卡星);以及抗真菌药物(两性霉素 B)。玻璃体腔内注射可能会导致严重的感染(眼内炎)、眼压升高、视网膜脱离和外伤性白内障。

白化病

　　白化病有多种类型,是遗传性色素减退性疾病。涉及眼睛的类型中,常见的表现是畏光、视网膜色素减退(图 540)及笔灯照射角膜缘时可透见虹膜(图 541)。其他可能的表现包括眼球震颤、黄斑发育不良伴中央凹反射消失、视力下降、屈光不正、免疫力下降、头发和皮肤的色素沉着减少(图 542)。

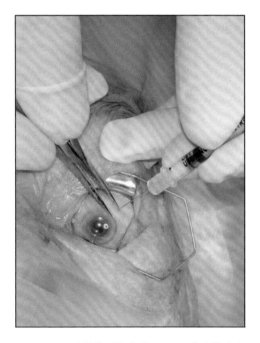

图 526　经睫状体平坦部抗 VEGF 玻璃体腔注射治疗湿性 AMD。用卡尺测量角膜缘后 3.5mm 的位置, 该位置在视网膜和睫状体血管网之间。(*Source*: Courtesy of Elliot Davidoff, MD.)

管样条纹(图 538),也可发生于 Ehlers-Danlos 病、Paget 病和镰状细胞病。

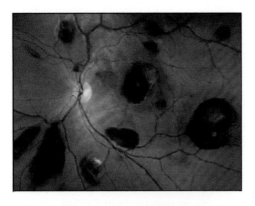

图 528　以白色为中心的视网膜前出血也称为 Roth 斑，可能发生于贫血、白血病、糖尿病、高血压和细菌性心内膜炎患者，在这种情况下，化脓性血栓破坏血管壁。苍白色中心由纤维蛋白形成。(*Source*：Courtesy of Debra Brown, COT, CRA, University of San Francisco.)

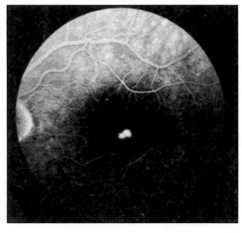

图 530　中心性浆液性脉络膜视网膜病变通过 RPE 渗漏的荧光素，通常表现为单一的"烟囱"状。

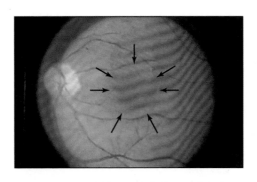

图 529　中心性浆液性脉络膜视网膜病变。

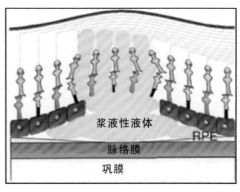

图 531　中心性浆液性脉络膜视网膜病变。

视网膜色素变性

　　视网膜色素变性(图 543 至图 546)是一种慢性进展性的遗传性视杆细胞和视锥细胞变性。遗传形式包括常染色体显性遗传、常染色体隐性遗传和 X 染色体连锁隐性遗传。最初病变始于视网膜周边，因此最先丧失的是周边视力和暗视力，常患病数年而不影响中心视力。视网膜有类似于骨细胞样色素沉着，可通过视网膜电图确诊。保健品和药物治疗的有效性尚不明确。

　　研究人员通过在视网膜下或视网膜外层植入硅芯片，将光能转换成电流，可保留患者的部分视力(图 546)。近期，FDA 已经批准了 Argus Ⅱ人工外层视网膜。到 2019 年，已经有 400 例患者

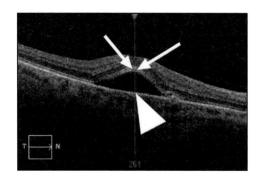

图 532　中心性浆液性脉络膜视网膜病变的 OCT 显示视网膜感觉层浆液性脱离(↑↑),脉络膜毛细血管增厚,RPE 变薄(▲)。这种脉络膜层的增厚是由于大血管的功能失代偿,它被称为厚脉络膜 (pachychoroid,pachy 在希腊语中是厚的意思,用于描述大象的厚皮肤)。这种解剖异常在 2020 年被发现, 也与其他罕见的视网膜疾病有关。(*Source*: Courtesy of David Yarian, MD.)

成功植入。患者通常可恢复看清杯子形状的能力,无须帮助即可行走,并改善了社交。

视网膜母细胞瘤

一种视网膜的恶性肿瘤,常在 2 岁前发病。大多数是由基因突变引起的,幸存者可通过孟德尔显性方式遗传。眼底可见一个或多个白色、隆起的视网膜包块,30%可双侧发病(图 547)。CT 可见肿瘤内有钙化灶。既往治疗中,以眼球摘除术为主(图 423 至图 426)。现阶段, 医生们尝试向眼动脉注射化疗药物、放射治疗、激光治疗、冷冻疗法及玻璃体内注射化疗药物等代替眼球摘除术,以期挽救患者的部分视力。所有婴儿在 3~6 个月时都应进行瞳孔红光反射检查,正常情况下表现为对称清晰的红色反光,没有混浊(图 548)。同时,家庭成员应接受遗传咨询。

早产儿视网膜病变

早产儿视网膜病变(ROP)是一种新生儿疾病,常见于体重<1.5kg 或胎龄小于 28 周的早产儿。吸氧后发生率更高。

正常的视网膜血管化是从周边开始的,通常在出生后 1 个月完成。新生儿吸氧会阻止这一正常的血管化过程。当停止供氧后,无血管的周边视网膜会刺激新生血管形成(图 549 和图 550)。然而,这些新生血管是异常的,可能会出血,导致玻璃体积血和纤维增生。其甚至可能会牵拉视网膜(图 551),引起视网膜脱离。理想的治疗方法是通过全面的产前护理,降低早产发生率,并密切监测育婴室的氧气含量。

随着新生儿重症监护技术的发展,极低体重新生儿的存活率不断提高,早产儿视网膜病变变得越来越常见。眼科医生应在婴儿出生后 6 周或妊娠 32 周时检查周边视网膜(以较早者为准)。

在 3 期出现纤维血管增生导致分界线更加明显时,激光光凝周边视网膜是目前治疗的一线方法(图 551)。近年来,越来越多的学者采用向玻璃体腔内注射抗 VEGF 药物来治疗。即使有严格的检查和治疗指南,但患儿的预后视力

视网膜白色和黄色病变

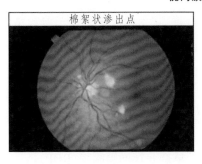

棉絮状渗出点

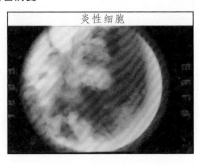

炎性细胞

图 533　艾滋病患者的棉絮斑。小动脉闭塞导致表层神经纤维层梗死。这些白色的、云状病变聚集在视盘周围,遮盖了其下的视网膜(图4、图 482、图 486 和封面图片)。

图 534　巨细胞病毒性视网膜炎中的炎性细胞。(*Source:* Courtesy of Joseph Walsh, MD.)

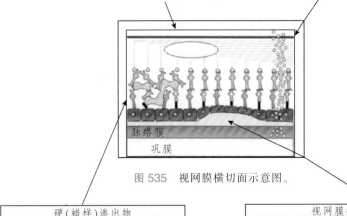

脉络膜

巩膜

图 535　视网膜横切面示意图。

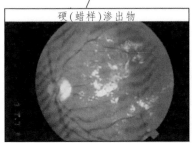

硬(蜡样)渗出物

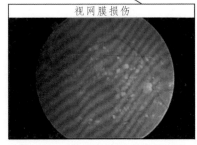

视网膜损伤

图 536　糖尿病性视网膜病变的渗出物。从血管中渗出的液体会留下形状不规则、蜡样、淡黄色的脂蛋白残留物。多见于糖尿病和视网膜静脉阻塞(见封面图片)。

图 537　黄斑变性早期常表现为玻璃膜疣、色素斑及视力下降。玻璃膜疣表现为小的、白的、圆的斑,常双侧均匀分布。须与蜡样渗出区分,后者是黄色的,形状不规则,也常分布在黄斑区。

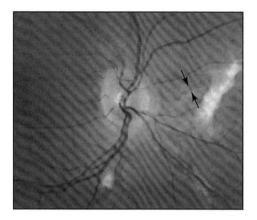

图 538　弹力纤维性假黄瘤：从视乳头周围辐射发出的斜条纹穿透 Bruch 膜（↑）。可引起视网膜病变和视力丧失。（*Source*：Courtesy of Julia Monsonego, CRA, Wills Eye Hospital.）

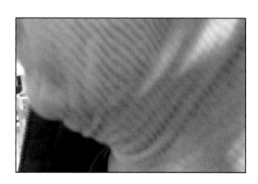

图 539　切忌混淆弹力纤维性假黄瘤和 Ehlers-Danlos（ED）综合征。两者都是遗传性的皮肤弹性疾病（颈部皮肤松弛）、动脉瘤、蓝色巩膜和视网膜血管样条纹。Ehlers-Danlos 的特点在于关节的过度伸展。

仍不理想，常导致医生被患儿家属诉讼，致使愿意从事这一疾病治疗的医生越来越缺乏。现阶段，一种基于网络的远程医疗系统正在测试，该方法由护士和技术人员拍摄视网膜照片并发送到远程站点，最终由专家进行审核。

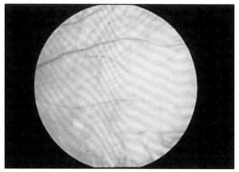

图 540　白化病眼底。

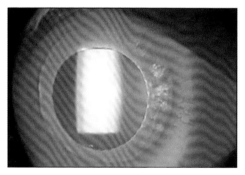

图 541　白化病患者虹膜透照。

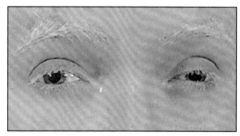

图 542　白化病患者的头发和皮肤。

玻璃体

玻璃体是一种透明的胶状物，98% 的成分是水。其内的透明质酸和胶质纤维使其黏性增大。玻璃体填充眼球内

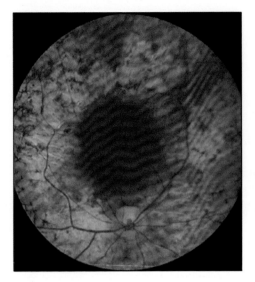

图 543　视网膜色素变性的骨细胞样沉着。(*Source*：Courtesy of John Fingert, MD, and *Arch. Ophthalmol.*, Sept. 2008, Vol. 126, No. 9, pp. 1301–1303.)

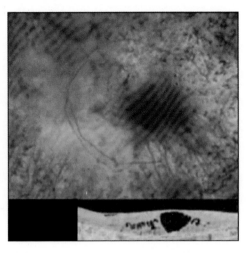

图 544　OTC 显示视网膜色素变性伴黄斑囊肿。(*Source*：Courtesy of Alexis Smith, CRA, OCT–C, Kellogg Eye Center, Ann Arbor, MI.)

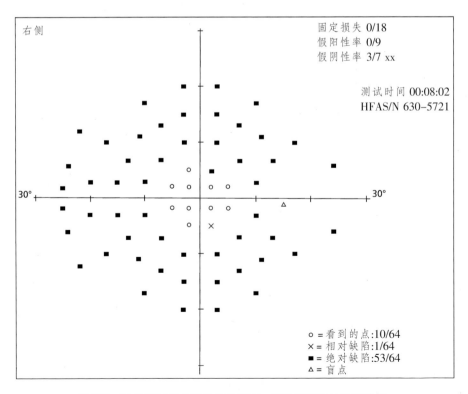

图 545　晚期视网膜色素变性的视野。深色方块表示视野缺损。

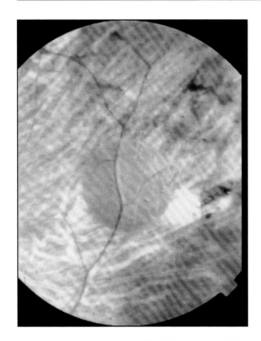

图 546 视网膜下间隙的微型芯片（注意视网膜色素变性典型的黑色素聚集）。(*Source*：Courtesy of Alan and Vincent Chow.)

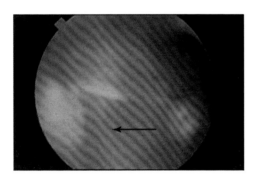

图 547 视网膜母细胞瘤。(*Source*：Courtesy of David Taylor.)

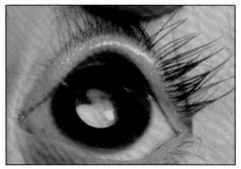

图 548 由视网膜母细胞瘤引起的白瞳（白色瞳孔）。

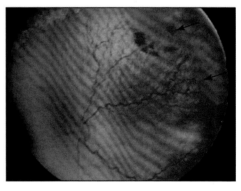

图 549 早产儿视网膜病变(ROP)3 期。注意分界线处正常视网膜血管停止生长(↑)。它最初是一条平整的线(1 期)，之后在异常血管开始生长(3 期)之前，形成一个脊(2 期)。激光治疗有望防止 4 期的视网膜脱离。5 期为完全性视网膜脱离。

部，就像空气填充气球一样。在 70 岁以上的人群中，63%会有玻璃体液化和收缩，牵拉视网膜，导致飞蚊症和闪光感(图 552)。飞蚊症通常会造成视觉上的颗粒飘浮感，会引起不适，但很少严重

到需要治疗。玻璃体切割术由于有较重的副作用(图 553 至图 555)，很少用于治疗这类症状，术后约 3.7%的患者需行白内障手术，约 2.6%的患者会发生视网膜脱离。

经睫状体平坦部玻璃体切割术在手术室进行。3 台设备通过平坦部插入眼球，该位置位于在角膜缘后 3.5mm 处

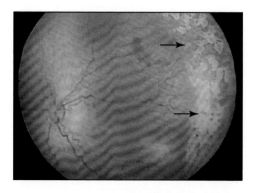

图 550 用激光治疗缺血性周边视网膜后异常血管和出血的消退 (↑↑)。(*Source*: Courtesy of Anna L. Ellis, MD, and *Arch. Ophthalmol.*, Oct. 2002, Vol. 120, p.1405. Copyright 2002, American Medical Association. All rights reserved.)

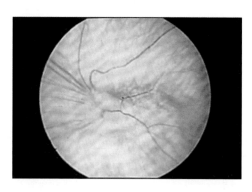

图 551 早产儿视网膜病变晚期，视盘和视网膜血管牵拉至周边。

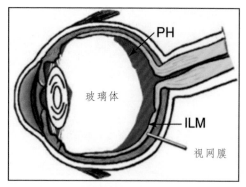

图 552 玻璃体后脱离。玻璃体的后表面被称为后部玻璃体(PH)，由浓缩的胶原蛋白组成。覆盖在邻近视网膜表面的膜被称为内界膜(ILM)。

的巩膜上，可以避开血管丰富的睫状突及薄弱的视网膜。3 台设备中第 1 台用于眼内照射，第 2 台用于平衡盐溶液进行冲洗，以替换切除的玻璃体，第 3 台用于切割和去除玻璃体膜、获取组织进行细胞学检查或培养、注射药物、气体或硅油、烧灼或激光光凝视网膜，以及用镊子和(或)磁铁取出异物。

激光玻璃体溶解术是一种新型的、更安全的治疗飞蚊症的方法(图 556 和图 557)。然而，它只适用于距离视网膜或晶状体后表面较远的造成明显症状的漂浮物，并是持续性的(4~5 个月)、单独的、在视轴区的漂浮物。这种方法的有效性是有限的，因为它并没有消除漂浮物，而只是使它们变小。

伴有飞蚊症和闪光感的患者几乎每天都会出现该症状(图 556)。他们需要进行散瞳视网膜检查，因为约 1/20 的人可能存在需要治疗的病理性改变。飞蚊症可能是由脉络膜炎(图 559)、视网膜炎或玻璃体积血(图 560 和图 561)、星状玻璃体变性、外伤，以及视网膜裂孔或脱离引起的炎症。

在星状玻璃体变性中，数百个小球悬浮在玻璃体内，然而患者的主观症状并不明显。仔细询问时，患者才会意识

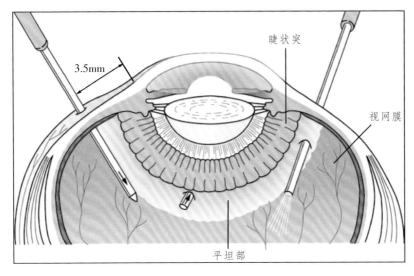

图 553　经睫状体平坦部玻璃体切割术——玻璃体切割器以 15 000 次/分的速度切割。

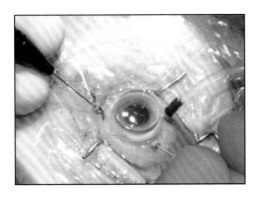

图 554　经睫状体平坦部玻璃体切割术显示照明、冲洗和抽吸的部位。通过角膜接触镜和手术显微镜观察眼球内部。(*Source*：Courtesy of Stuart Green, MD.)

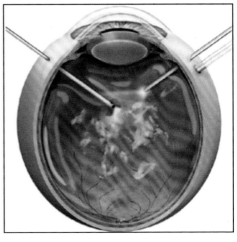

图 555　经睫状体平坦部玻璃体切割术。(*Source*：JirehDesign.com.)

到自己看到了漂浮物(图 558)。这些含钙和磷的脂质在玻璃体内沉积,无明显诱因,通常为良性。用检眼镜或裂隙灯检查,表现类似于银河系中的行星,不需要治疗。

　　脉络膜炎和视网膜炎引起的玻璃体炎症细胞可能会妨碍视网膜检查。出血通常是由糖尿病引起的,视网膜撕裂也会影响观察。B 超有助于玻璃体混浊的诊断(图 560)。

　　玻璃体与视网膜在玻璃体基底部

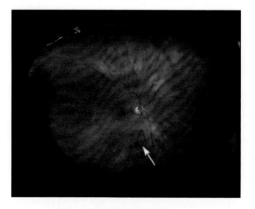

图 556 玻璃体混浊。

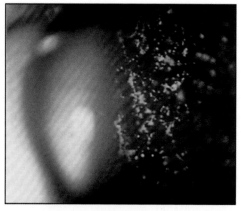

图 558 星状玻璃体变性的裂隙灯检查，左边是晶状体，右边是玻璃体。

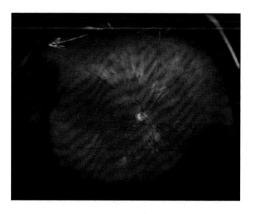

图 557 用激光将玻璃体混浊物分解成更小的颗粒。(*Source*: Courtesy of Chirag Shah, MD.)

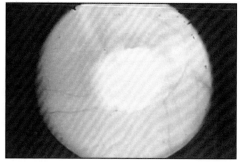

图 559 由弓形虫脉络膜炎引起的玻璃体白细胞造成的模糊。

（靠近锯齿缘）紧密连接，而在黄斑和视盘则稍差。人群中约63%会发生玻璃体后脱离(PVD)，同时可能撕裂覆盖视网膜表面的非常薄的内界膜(ILM)(图552)。内界膜的破损使胶质细胞向视网膜表面生长，形成视网膜前膜(ERM)，在63岁以上的人群中发生率约为34%。这种胶质增生起初是一种透明的、反光的类细胞样膜，随后逐渐可以发展成半透明状，最终发展成不透明的膜（图564至

图567），可影响视力。ERM收缩，可引起黄斑皱缩、视网膜皱褶（图562至图564）、视物变形和黄斑裂孔（图562、图568、图569和图570）。如果视力受损严重，可行玻璃体切割术和前膜切除术（图565至图567）。

视网膜裂孔

视网膜裂孔（图571和图572）根据其大小和位置处理方式不同。液体常进

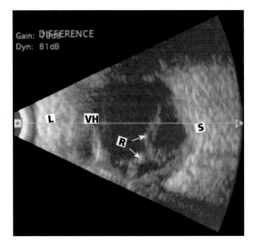

图 560　玻璃体积血或炎症细胞可能会妨碍对视网膜的观察。B 超显示视网膜脱离(R)与玻璃体积血(VH)、晶状体后表面(L)和巩膜(S)。

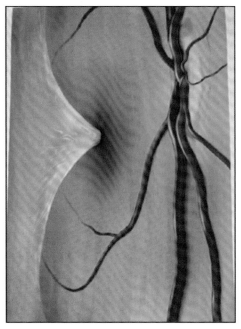

图 562　玻璃体黄斑牵拉。

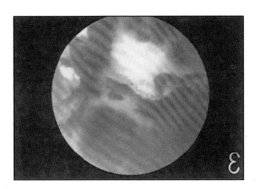

图 561　顿挫伤引起视网膜前、视网膜内和视网膜下出血,称为视网膜震荡。出血可进一步进展到玻璃体。85%的虐待性头部外伤病例也会发生创伤性出血,既往称为摇晃婴儿综合征,当怀疑有身体虐待时,必须寻找出血点(表 8,第50 页)。

入裂孔(图 573),可引起视网膜脱离。小的、无症状的不伴视网膜脱离的周边孔可不用治疗。较大的周边孔可以用激光或经结膜冷冻治疗,通过脉络膜瘢痕修

补裂孔(图 576 和图 577)。这种瘢痕治疗由于会损伤中心视力而不能用于黄斑裂孔的治疗。

玻璃体或视网膜前膜牵拉可能导致黄斑裂孔(图 562、图 568 和图 569)。粘连松解后这种牵拉可以自行缓解,也可导致黄斑囊肿及部分或全层黄斑裂孔。黄斑部分裂孔(板层孔)可降低视力,发现后无须治疗(图 572)。然而,70%的板层孔可进一步发展为全层孔,严重影响中心视力。玻璃体切割术(图 553 至图 555,图 579)可通过切除视网膜前膜来缓解牵拉,可伴或不伴有内界膜切除(图 564 至图 567)。然后向玻璃体中注入气体,并嘱患者回家俯卧 2 周,从而使气体上升并填塞裂孔,防止眼内液体

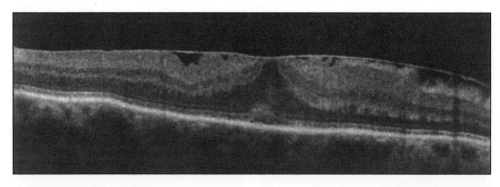

图 563　OCT 显示视网膜前膜,表现为视网膜表面出现一条增厚的白线。由黄斑水肿导致视网膜起皱和增厚,收缩导致视网膜皱褶,可造成黄斑裂孔。(*Source:* Courtesy of David Yarian, MD.)

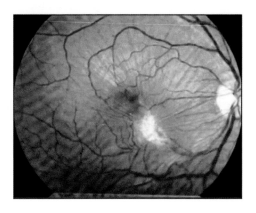

图 564　黄斑皱褶,可见明显牵拉,人群中发病率为 6%。

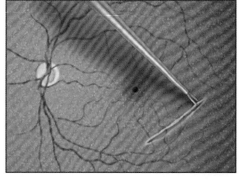

图 565　用刀片或镊子在内界膜上制作一个初始的皮瓣。可以注射曲安奈德或 FDA 批准的蓝色染料,使视网膜前膜着染,便于识别。(Illustration by Chris Gralapp.)

进入裂孔。这反过来也可促进液体吸收,从而使孔的边缘融合。术后 90% 的裂孔会闭合,视力改善至 20/50 或以上,并且在术后 3 年内持续改善。一种新型的、非手术的替代方法是通过向玻璃体腔内注射蛋白水解酶 (Ocriplasmin-Jetrea)来治疗玻璃体黄斑粘连牵拉。但成本和副作用限制了它的推广。

在 12% 的玻璃体后脱离病例中,玻璃体对视网膜的牵拉不仅累及内界膜,还累及视网膜神经上皮层(图 562 和图 572)。在这些视网膜板层孔中,约 70% 会发展为全层孔(图 568)。

在裂隙灯下,可以观察到玻璃体中由 RPE 释放的类似于烟草的粉尘团状橙色素。这提示可能存在更大的全层孔,需要进行更详细的检查来找到色素的来源。同样,如果看到白细胞或红细胞,应寻找其来源部位。

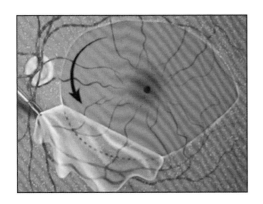

图 566　环形撕除不透明的视网膜前膜，可伴或不伴有内界膜剥除。(Illustration by Chris Gralapp.)

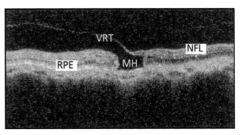

图 568　OCT 显示黄斑全层裂孔，不伴玻璃体牵拉引起的脱离。RPE，视网膜色素上皮；NFL，神经纤维层；MH，黄斑裂孔；VRT，玻璃体视网膜牵拉。

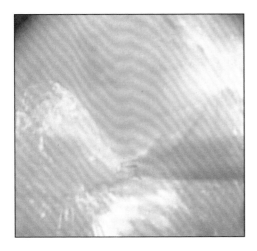

图 567　剥落的视网膜前膜。(*Source*：M.E. Parah, M. Maia, and E.B. Rodrigues, *Am. J. Ophthalmol*, 2009, Vol. 148, No. 3, p. 338. Reproduced with permission of Elsevier.)

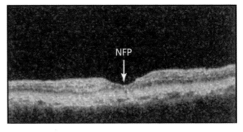

图 569　OCT 显示玻璃体切割术后向玻璃体中注入气体后黄斑裂孔恢复。NFP，正常中央凹。

症。眼科检查表现为隆起的、灰色的膜，玻璃体积血可遮盖该体征。

视网膜脱离是指含有视杆细胞和视锥细胞的视网膜神经层与其下的 RPE 分离（图 462、图 485、图 573 至图 578）。正常情况下，这两层之间的粘连并不牢固，常受到牵拉或由于液体进入两层之间的间隙而导致分离。66% 的视网膜脱离始于近视引起的周边视网膜格子样变性。在 8% 的病例中可通过间接检眼镜观察到格子样变性，在锯齿缘附近可见白色网状线条伴黑色素（图 574）。这

视网膜脱离

视网膜脱离的症状常表现为视力下降，被描述为"帘"，伴闪光感和飞蚊

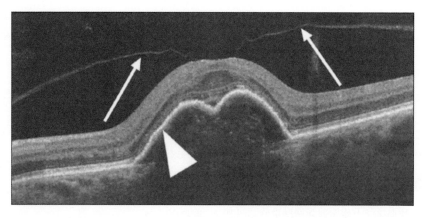

图 570　OCT 显示玻璃体黄斑牵拉(↑),伴有色素上皮脱离(▲)和视网膜下液。伴黄斑水肿引起的中央凹消失,但还没有裂孔。(*Source*：Courtesy of David Yarian, MD.)

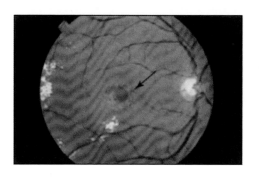

图 571　糖尿病性视网膜病变伴渗出物和黄斑裂孔(↑)。

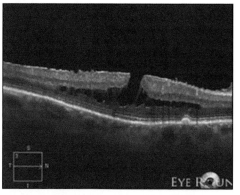

图 572　OCT 显示黄斑部分裂孔,称板层孔。同时显示视网膜表面的白色视网膜前膜牵拉。(*Source*：Courtesy of University of Iowa, Eye-ounds.org.)

些区域可自发形成裂孔, 或因外伤、白内障手术、玻璃体牵拉或糖尿病引起的视网膜收缩而形成裂孔(图 504)。液体进入裂孔导致视网膜脱离,称为孔源性视网膜脱离。

　　15%的小的视网膜脱离(图 576),尤其是小裂孔和不伴玻璃体牵拉的,可以通过充气性视网膜固定术治疗。手术时将气体注入玻璃体腔(图 577)。气体将视网膜压向脉络膜,并通过控制患者的头位来填充裂孔。空气可以防止液体进入孔,并在几天内吸收。术中使用激光光凝封闭裂孔,并在裂孔周围形成瘢痕屏障(图 576 和图 577)。如果有玻璃体牵拉,可行玻璃体切割术(图 553 至

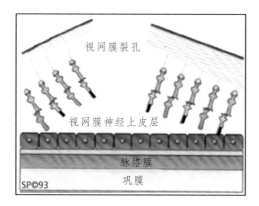

图 573　视网膜裂孔伴视网膜神经上皮层与色素上皮层脱离。

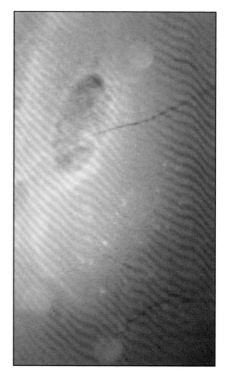

图 575　格子样变性区的大撕裂和裂孔引起的视网膜脱离。

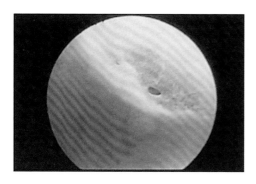

图 574　格子样变性,伴一个小的圆形裂孔,有液体进入孔,并导致视网膜脱离。(*Source*: Courtesy of Leo Bores.)

图 555,图 579)。

　　较大的视网膜脱离和(或)巨大的撕裂(图 578)通常采用更复杂的手术方式,称为巩膜扣带术(图 580)。术中,需要制作一个巩膜瓣,并通过该瓣引流视网膜下液。这样可以即刻将脱离的视网膜贴附于视网膜色素上皮。经巩膜冷冻疗法在裂孔周围形成一个瘢痕屏障,并在眼球周围放置一个扣带,使巩膜紧贴视网膜(图 581)。玻璃体切割术中常注

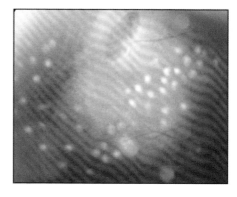

图 576　充气性视网膜固定术在手术室进行。在激光光凝或冷冻治疗后,用空气或膨胀气体 C_3F_8 填充,调整体位使气泡上升并填充裂孔来治疗图中的视网膜脱离。(*Source*: Courtesy of Jiuhn-Feng Hwang, MD and San-Ui Chen, MD. Reprinted from *Am. J. Ophthalmol.*, Feb. 2007, Vol. 143, No. 2, pp. 117–221.)

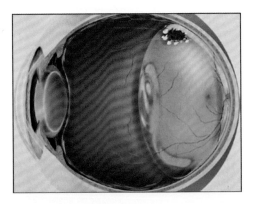

图 577　激光治疗后,用气泡填充视网膜裂孔,在孔周围形成屏障瘢痕。

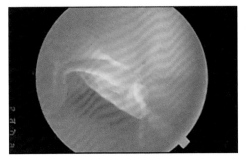

图 578　视网膜脱离伴大的裂孔,称为马蹄形撕裂。与无症状的、小的、圆的裂孔相比,其必须接受治疗。

入气体来调整视网膜,并在数天内吸收。必要时使用膨胀气体 C_3F_8,可维持数周。病情较复杂的患者,可使用硅油。一旦视网膜解剖结构恢复稳定,必须在 2~3 个月内将硅油取出,因为硅油可能迁移到前房,导致青光眼、角膜炎和硅油滴黏附在人工晶状体上。

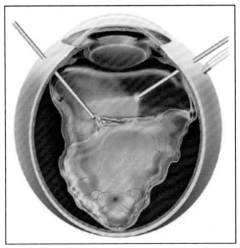

图 579　玻璃体切割术治疗由玻璃体膜收缩导致的视网膜脱离。(*Source*:Jireh Design.com.)

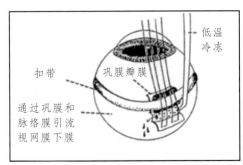

低温冷冻

扣带

巩膜瓣膜

通过巩膜和脉络膜引流视网膜下膜

图 580　巩膜扣带术治疗视网膜脱离。

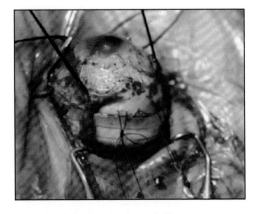

图 581　用硅胶扣带修复视网膜脱离。(*Source*:Courtesy of Stuart Green, MD.)

高脂血症

正常血脂

正常胆固醇	<199mg/dL
高密度脂蛋白(HDL)胆固醇	>39mg/dL
低密度脂蛋白(LDL)胆固醇	<99mg/dL
LDL/HDL 比率	<3.6
甘油三酯	<150mg/dL

这两条颈动脉是大脑的主要血供，也是导致缺血性脑卒中释放栓塞最常见的部位。颈动脉内膜切除术可以切除一个或两个颈动脉上积聚的动脉粥样硬化斑块(图582至图589)。

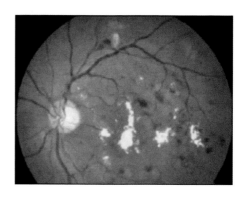

图 583　在糖尿病中，硬渗出物是由脂蛋白从视网膜毛细血管渗漏到细胞外空间引起的。降低血脂水平有助于减少这种并发症。(*Source:* Courtesy of Joanna Gostyla.)

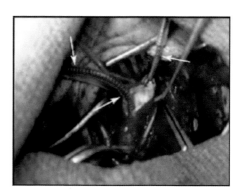

图 584　颈动脉内膜切除术显示临时分流(↑)绕过手术部位。它是治疗颈动脉狭窄的金标准。如有禁忌证，可考虑采用支架植入术。(*Source:* Courtesy of Niranjan Rao, MD, St. Peter's University Hospital.)

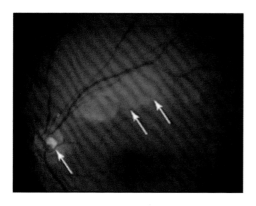

图 582　颈动脉视网膜分支动脉血栓(↑)和其导致的苍白缺血视网膜 (↑↑)。(*Source:* Courtesy of Elliot Davidoff, MD.)

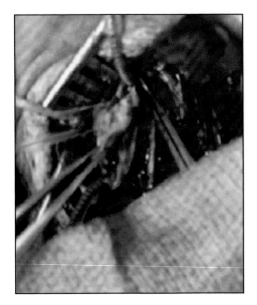

图 585 使用刮刀和镊子进行取栓操作（图 135）。

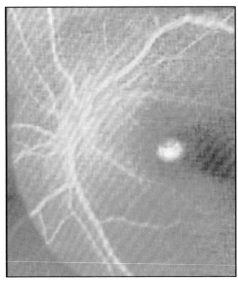

图 588 乳白色的视网膜血管提示视网膜血脂，甘油三酯水平>2500mg/dL。该患者的甘油三酯水平为 29 000mg/dL，胆固醇为 1470mg/dL。(*Source:* Courtesy of Murat Ozdemir, MD, and *Ophthalmic Surg. Lasers Imaging*, 2003, Vol. 34, pp. 221–222.)

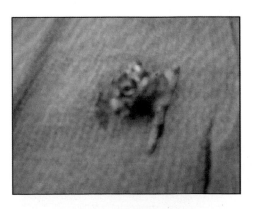

图 586 颈动脉斑块。

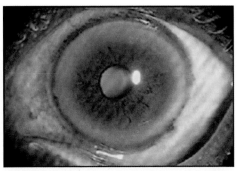

图 589 角膜弓是一条狭窄的白色脂质浸润带，由一个清晰的区域与角膜缘分隔。在 80 岁时都会发生角膜弓。如果发生于 50 岁以下的患者，则需要测量血脂，其可能有高血脂。

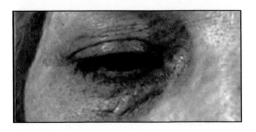

图 587 黄斑瘤是位于上、下眼睑内侧的不规则的黄色斑块。它们通常是遗传性的，有时与高胆固醇血症和心脏病的发生风险有关。

阿姆斯勒网格

1.配戴最合适的矫正眼镜。

2.保持卡位在 35cm 处。

3.覆盖一只眼睛。

4.关注中心点。

5.检测任何波浪状区域、扭曲状区域或盲区。

在同一年龄组发生的其他黄斑疾病和白内障中,线条也可能发生弯曲(图 590)。

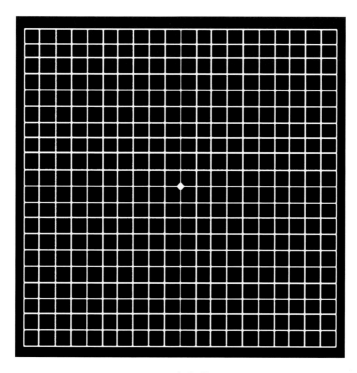

图 590　阿姆斯勒网格。

索　引